LES TALISMANS

DE

LA BEAUTÉ

LES TALISMANS

DE

LA BEAUTÉ

PAR

LOUIS CLAYE

De la maison Violet, parfumeur, fournisseur breveté de Leurs Majestés l'Impératrice
des Français et la Reine Isabelle II d'Espagne.

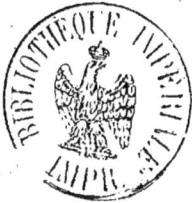

PARIS

CHEZ L'AUTEUR, RUE SAINT-DENIS, 317
ET CHEZ TOUS LES LIBRAIRES

1861

AVANT-PROPOS.

Simple industriel, aimant mon art et peu ambitieux de m'élever au-dessus de ma sphère, j'ai hésité long-temps avant de publier ce livre, quelque modeste qu'il soit. Le désir et la certitude d'être utile me détermi-nent seuls. Il me semble d'ailleurs qu'en écrivant ces détails sur l'origine des parfums et des cosmétiques, qu'en indiquant leurs propriétés et leur action sur l'organisme, et en donnant quelques conseils sur leur emploi, je ne sors pas de mon rôle, je le complète.

On me pardonnera si, en traitant de la parfumerie, je suis obligé d'entrer dans quelques considérations qui paraissent appartenir à un ordre de science plus élevé. La parfumerie est, en effet, à la cosmétique,— ou à l'art de conserver la beauté, — ce que la phar-macie est à la médecine. Elle repose sur les sciences anatomiques, physiologiques et thérapeutiques, aussi bien que sur les découvertes de la chimie organique et de l'histoire naturelle, et les progrès des unes amè-nent le progrès de l'autre. C'est parce que cette vérité,

1

—que la maison dont j'ai l'honneur d'être propriétaire a toujours prise pour base de sa méthode et de sa fabrication, — a été trop oubliée ou trop négligée, que notre art reste encore généralement livré à la pratique routinière et au charlatanisme.

Un fait constant qui nous a toujours frappé dans notre pratique commerciale, m'a surtout décidé à publier cet opuscule : c'est la légèreté indifférente qu'apporte le public dans le choix des parfums et des cosmétiques qui servent à sa toilette ; l'imprudence avec laquelle il emploie les préparations les plus dangereuses lorsqu'elles sont vantées par de mensongères assertions. Les gens du meilleur monde, les dames les plus délicates, ne recherchent, dans les cosmétiques, que la suavité du parfum, les apparences qui flattent le mieux leur sensibilité et leur goût, s'inquiétant peu de leurs propriétés réelles, ignorant l'influence salutaire ou funeste qu'ils exercent sur leur santé, leur beauté, leur caractère. Combien de femmes, manquant de sages conseils qui les éclairent et dirigent leurs fantaisies, paient de la perte de leur beauté la confiance qu'elles accordent aux assertions de l'annonce ou aux caprices de la mode !

A ce mal un seul remède est possible : détruire le préjugé qui range la parfumerie parmi les arts industriels qui obéissent seulement au goût et à la mode, et ont peu d'influence réelle sur la santé et la conservation de la beauté ; indiquer l'origine, la composition des cosmétiques et les effets qu'ils produisent ; dénoncer les honteuses sophistications qui déshonorent la parfumerie et les dangers que présente l'usage de quelques-unes de ses préparations les plus vantées ; désigner celles qui jouissent des propriétés les plus salutaires, les plus efficaces ; apprendre enfin à chacun à connaître et à choisir les parfums et les cosmétiques qui conviendront le mieux à sa constitution, à son tempérament et à son âge.

Cette tâche est sans doute grande et difficile; nous avons cependant essayé de la remplir, en résumant les données de la science, les enseignements de l'histoire et les observations d'une longue expérience recueillies et relatées avec le plus grand soin dans les registres de notre maison. Puissions-nous avoir réussi! nous aurons rendu un service immense à l'hygiène et à la santé publique.

Un autre motif simplement industriel nous fait hâter cette publication et influera un peu sur sa forme. Depuis longtemps nos clients nous demandent un catalogue raisonné des produits de la maison Violet, qui soit pour eux un guide dans le choix de la bonne et

élégante parfumerie, et leur permette de se mettre
facilement en garde contre d'habiles contrefaçons qui
souvent trompent leur attention. Ce livre répondra
mieux à leurs désirs qu'une aride nomenclature, son
plan nous permettant d'entrer dans quelques aperçus
généraux de fabrication qui feront mieux comprendre
la valeur réelle de chaque préparation en particulier.

Sans prétention littéraire aucune, mais nous rappe-
lant que nous écrivons pour les gens du monde, nous
avons éloigné de notre œuvre les études trop techni-
ques, leur préférant les récits historiques, les pi-
quantes anecdotes, de curieux détails de mœurs souvent plus instructifs et surtout plus attrayants. Que
nos lectrices parcourent parfois, sans trop d'ennui,
ce modeste livre, elles y apprendront l'art précieux de
conserver leur beauté, — la plus douce et la plus char-
mante des puissances, — et y trouveront des conseils
qui préserveront leur santé des atteintes les plus funestes.

CHAPITRE PREMIER.

ESQUISSE HISTORIQUE.

> Vous ferez un parfum composé de toutes
> ces choses , selon l'art du parfumeur, qui
> étant mêlé avec soin , sera très-pur et
> très-digne de m'être offert.
> *Exode,* ch. XXX, v. 35.

Lorsque le soleil surgit à l'horizon , rendant à la
nature la vie, la chaleur, la lumière, les bruits si-
nistres des hôtes de la nuit se taisent au désert, les
vents s'arrêtent; un immense recueillement semble
s'emparer de tous les êtres, puis un frémissement par-
court les airs, le chant des oiseaux éclate, des my-
riades d'insectes bourdonnent, chaque feuille bruit
sur l'arbre et dans l'herbe, et les fleurs, ouvrant leurs
corolles aux caresses du premier rayon, lui livrent les
plus suaves parfums, doux et mystérieux travail de
leur nuit. C'est la prière de l'aurore au maître de la
création; un recueillement égal saluera le soir sa dis-

parilion; et les fleurs, qui peut-être n'auront pas une seconde journée, semblent réserver pour cette dernière heure leurs aromes les plus riches et les plus vifs.

Ce poétique phénomène, qui, toujours répété et toujours saisissant, frappe si grandement l'imagination orientale, a sans doute inspiré aux fondateurs des religions de mêler les parfums aux cérémonies du culte et de les offrir à la Divinité avec la prière. Certains ont trouvé à cet usage un motif moins élevé. Les temples des anciens et les premières églises étaient toujours infectés des émanations produites par les animaux qu'on y immolait ou par l'exhalaison des cadavres qu'on y enterrait ; en brûlant des baumes et des résines sur l'autel des parfums, on combattait l'odeur désagréable de l'autel des sacrifices et l'effet funeste de ses miasmes. Moïse prescrit avec soin le parfum qui doit remplir le tabernacle de ses aromes : il devait être composé de canne aromatique, de stacté, de galbanum, d'onyx et de l'encens le plus luisant par parties égales et triturés selon l'art du parfumeur. Ce mélange était réservé à Dieu seul : l'Israélite qui en aurait fait pour son plaisir devait périr au milieu de son peuple.

L'histoire liturgique des parfums serait fort intéressante, mais nous entraînerait trop loin de notre cadre et de notre sujet. Les parfums ont brûlé devant tous les dieux qu'a su se créer l'imagination humaine ;

chaque divinité, depuis Brama le dieu aux mille incarnations que vénère l'Hindoustan, depuis Jupiter olympien qu'adoraient Rome et la Grèce, jusqu'au hideux fétiche devant lequel la peur courbe le cannibale, a des parfums et des guirlandes qui lui sont spécialement consacrés. La myrrhe et l'encens figuraient parmi les présents que les mages offrirent au Messie, dont les pieds furent arrosés par Madeleine du nard le plus précieux ; l'encens, le nard et les huiles parfumées servent encore aux cérémonies chrétiennes. Nous ne relatons pas ces usages pour discuter la valeur des mythes, mais simplement pour constater la haute antiquité de *l'Art du Parfumeur*, comme le désigne la Bible.

Élevé par les prêtres et les savants d'Égypte, initié aux mystères, Moïse apprit d'eux la science des parfums et la connaissance des propriétés dont les Égyptiens faisaient une application si merveilleuse dans l'embaumement de leurs momies, et les transmit aux Israélites. La Bible, ses commentaires et la tradition hébraïque témoignent du grand rôle que jouaient les parfums dans les mœurs de ces peuples ; ils contiennent de nombreuses formules de cosmétiques qui seraient encore aujourd'hui d'un excellent effet. Les moines caloyers du Liban prétendent avoir hérité de la vraie préparation et les tenir du prophète Élie leur fondateur. Telle recette qui se vend du reste aujourd'hui comme une invention nouvelle nous est arrivée à travers les âges, en changeant de nom à chaque génération, suivant les caprices de la mode ou le besoin de l'industriel qui l'exploite.

La grande préoccupation des premiers législateurs fut de frapper vivement l'imagination du peuple, pour arriver à sa raison, incapable encore de comprendre les données de la science pure. Les prescriptions hygiéniques furent déguisées sous la loi religieuse; les purifications, les onctions d'huiles, de graisses et de parfums, les ablutions formèrent la base du culte antique, comme elles forment encore la base du culte créé par Mahomet et des religions orientales. Tout bon musulman coupe sa journée par cinq ablutions et cinq prières. L'Hindou se croit impur s'il ne se plonge deux fois par jour dans les eaux du Gange. La piscine qui servait dans le temple aux purifications des femmes de Jérusalem, se retrouve aux îles Havaï; une fontaine sacrée la remplace.

Amoureuse de la forme, la Grèce fit un culte à la beauté, que Platon appelle le privilége de nature. Vénus et les Grâces, adorées à Cythère, eurent, sous différents noms, des autels dans le monde entier. Homère fait de son héros Achille, le plus beau des Grecs; les vieillards de Troie s'inclinent avec admiration devant Hélène; les Athéniens sont fiers de la beauté d'Alcibiade, et à Lacédémone même, l'austère législation de Lycurgue proscrivait la laideur et forçait le roi Archidamas de répudier une femme à laquelle Vénus et les Grâces avaient refusé leurs faveurs.

Chez ces peuples, l'art de conserver la beauté devait donc avoir une origine divine. La mythologie rapporte que la nymphe OEnone ayant surpris les secrets de la toilette de Vénus, les dévoila à Pâris, son amant, et que le plus beau des Troyens les ayant révélés à Hélène, celle-ci les apporta aux dames de la Grèce.

Hélène, qui avait appris d'une femme d'Égypte à préparer le divin népenthès qu'elle versait à ses hôtes pour remplacer par des idées et des images riantes les pénibles souvenirs qui les attristaient, avait aussi appris d'elle la plupart des secrets qu'elle transmit aux dames de la Grèce. Il suffit, en effet, de voir au Louvre la multitude d'ustensiles dont les Égyptiens se servaient pour leur toilette, pour se convaincre que beaucoup de ces meubles, qui remontent avant Moïse et la fondation de Troie, ne pouvaient servir qu'à conserver des essences et des parfums de différentes sortes.

Gravés sur des tables de bronze et de marbre, les préceptes de la cosmétique furent placés dans les temples d'Apollon, de Vénus et d'Esculape. Les poëtes, les historiens, tous les écrivains anciens sont pleins des miraculeux effets produits par l'emploi des recettes inscrites dans le temple de Delphes ou conser-

1.

vées à Cythère. Linnus, Hésiode et les autres poëtes
orphéiques révélèrent, eux aussi, les secrets de la
cosmétique. Aspasie en écrivit un traité complet, et
fut elle-même, aux yeux du siècle de Périclès, le plus
éclatant témoignage de l'efficacité de la science qu'elle
enseignait. Cléopâtre, dont la beauté captivait An-
toine, domptait César et faisait donner à l'esclave sa
vie pour une de ses faveurs, écrivit aussi une cosmétique dont Galien nous a conservé des passages; mais
ce fut Criton l'Athénien qui épuisa la matière des cosmétiques, et fit, d'après le témoignage de Galien, d'A-
ristarche et de tous les auteurs qui en parlent, une
science réelle basée sur les principes les plus vrais et
les connaissances les plus positives. Ces ouvrages se
sont malheureusement perdus, et comme la médecine,
la cosmétique a dû se former sur des données nouvelles.

Pline et Ovide nous ont cependant transmis de nombreuses formules de cosmétiques. Ovide conseille surtout l'usage de l'orge, de l'eau, des œufs, des oignons,
de l'arisse, de la gomme, du miel, de l'encens, de la
myrrhe, du fenouil, de la rose, du sel ammoniac, des
pavots et même de la céruse, et donne une manière
d'opérer que la routine a perpétuée jusqu'à nos jours
chez beaucoup de parfumeurs. En nous donnant la
liste de tous les parfums employés de son temps,
Pline vante surtout le parfum royal, dont on attri-
buait la recette au roi des Parthes, et dans lequel en-

trent vingt-quatre substances, toutes encore plus ou moins employées en parfumerie.

Criton l'Athénien écrivait du reste, sous la domination romaine, à l'époque où Rome impériale jetait au vent de ses caprices toutes les richesses de l'univers. La cosmétique avait alors quitté le sanctuaire et était devenue une des industries les plus importantes et un des luxes les plus grands de sa fastueuse existence.

Malgré le haut prix des parfums, on mettait la plus grande prodigalité dans leur emploi ; on arrosait avec de l'eau parfumée les murailles des étuves ; dans les festins les plafonds s'ouvraient pour laisser tomber sur les convives une rosée de parfums, et aux cirques, l'immense velarium qui abritait les cent mille spectateurs, faisait tomber sur eux une pluie parfumée qui combattait les âcres et fauves émanations de l'arène. A l'armée même les aigles et les enseignes étaient parfumées les jours de fête et de bataille.

Le cabinet de toilette d'une matrone romaine fut converti en une espèce de laboratoire où se voyaient de nombreux instruments destinés au travail mystérieux d'une réparation quotidienne ; c'était là que, loin des regards indiscrets, et faisant des ressources de la cosmétique sa principale et presque sa seule étude, elle entourait sa beauté, déjà si provoquante, de tous les raffinements du luxe, de toutes les recherches de l'élégance. Nous aurons occasion, en étudiant les différents cosmétiques et leur application, de pénétrer souvent dans ces cabinets des beautés romaines. Nous les verrons employer l'ambre, le musc, la myrrhe, le benjoin, les aromes dérobés aux fleurs, les huiles adoucissantes, les lotions toniques, comme nous les employons aujourd'hui, et nous y trouverons, hélas! autant de préparations pernicieuses ou trompeuses que sur la table de toilette d'une élégante parisienne. Sénèque leur reprochait, un peu trop brutalement peut-être, le temps qu'elles perdaient dans ces futiles occupations, et Clément d'Alexandrie assure que les femmes les plus élégantes passaient leur journée entre le peigne et le miroir. On ne saurait adresser de tels reproches aux élégantes de nos jours, encore moins rappeler, en parlant d'elles, les sanglantes colères que le satirique latin flétrit si énergiquement, et qui livraient aux mains du bourreau, toujours debout à la porte de la salle, l'esclave maladroite qui avait mal fixé une boucle de la chevelure ou négligemment formé le nœud tyrien sur le cothurne; mais peut-être nous pardonneront-elles de leur dire avec le tendre Ovide : Craignez l'abus des cosmétiques et surtout n'en employez jamais dont la préparation inconnue reste livrée à un obscur empirique.

Nous avons voulu d'abord chercher l'origine de la cosmétique au berceau classique de la civilisation actuelle en Grèce et à Rome; mais elle vient de partout et est née partout. Le jour où la femme comprit que, jeune, elle devait charmer et plaire, et que, vieille,

elle devait tâcher de ne pas déplaire, la cosmétique
naquit chez tous les peuples. Le souffle de la brise
effeuillant une rose dans la fontaine où se baignait
Ève la blonde, lui révéla le premier secret de la cosmétique, et elle transmit la leçon à ses descendants ;
les voluptueuses et charmantes filles de Taïti n'en
connaissaient pas d'autres; partout les bains de fleurs
sont restés comme un des moyens les meilleurs et les
plus agréables de conserver la beauté en débarrassant
la peau des matières grossières et morbides et parfois
mal odorantes que les fonctions exhalantes de l'appareil dermique y accumulent et en imprègnent les pores
de principes toniques, vivifiants, aromatiques, qui ra-
niment sa fraîcheur et lui donnent une sensibilité
nouvelle.

Chaque peuple appropria la cosmétique aux nécessités de son climat, aux exigences de son tempérament et aux fantaisies de son caractère. L'Asie
surtout, cette terre des parfums et des voluptés ar-
dentes ou rêveuses, demanda à la cosmétique tous
ses secrets, aux effluves aromales tous leurs enivre-
ments.

Que vous êtes beau, ô mon père! s'écriait Cyrus
dans sa naïve admiration en voyant son grand-père,
le roi des Mèdes, dont le fard et les parfums dégui-
saient la vieillesse.

Alexandre trouvait la cassette de Darius pleine des

parfums les plus précieux et les remplaçait par les
œuvres d'Homère.

Pour voiler à la femme l'esclavage du harem, l'A-
siatique lui fit une atmosphère de pénétrantes odeurs
qui, plongeant ses sens dans de rêveuses jouissances,
endorment son âme dans les énervantes voluptés du
kief.

« Entourez-moi de fleurs, dit la Sunamite du
« Cantique des cantiques à ses compagnes, parce que
« je languis d'amour. » Et lorsqu'elle court devant son
bien-aimé, son corps est couvert de fard, ses doigts
pleins de la myrrhe la plus précieuse.

Parmi les marchandises les plus précieuses qu'Hi-
ram rapportait tous les trois ans à Salomon, se trou-
vaient les parfums de Tharsis dont le roi parfumait sa
couche; mais on ne vit jamais autant de parfums à
Jérusalem que du temps de la reine de Saba.

La cassolette qui brûlait dans les palais de Baby-
lone, de Suze ou de Venise, fume encore dans les sé-
rails de Téhéran et des bords du Bosphore; la vie de
la sultane et de l'odalisque s'écoule sur les coussins
imprégnés d'ambre, le bouquin du narguilé aux
lèvres, entre l'heure du bain et l'arrivée du maître.
Pour les soins mystérieux de leur toilette, les mu-
sulmanes suivent encore les prescriptions et les formules religieuses dont les commentateurs du Koran
leur donnent le secret. Les derviches ont toujours le
monopole des pâtes épilatoires et des cosmétiques

qu'on applique après le bain qui, chaque vendredi,
purifie le vrai croyant; mais pour les autres parfums
et les autres cosmétiques l'Orient a perdu son monopole; les orangers de Grasse, les roses de Provins, les
violettes de Nice, les iris de Florence, les lis de Li-
magne remplacent les fleurs de l'Orient, et si l'Arabie nous fournit encore sa myrrhe et ses résines, les
Indes le santal et le benjoin, le Tonkin son musc,
ces parfums nous arrivent à l'état de matières premières, Paris les transforme, leur donne l'élégant
cachet de sa mode et les répand dans le monde entier. Une sultane, voulant faire un précieux cadeau à
madame N..., femme de notre ambassadeur, lui offrit
des savons et des sachets de la maison Violet; et ceci
s'explique : notre industrie a progressé avec la science,
le parfumeur ottoman emploie encore les procédés
qui, depuis Abraham l'Arabe, se transmettent sous la
tente; ceux de l'ancienne Égypte, des savants de
Chaldée, sont perdus ou oubliés.

Les Chinois font contribuer la cosmétique à leur
sensualisme raffiné; les parfums occupent une grande
place dans leur culte, dans leurs usages domestiques,
dans leurs plaisirs. Les bois et les résines odorantes
brûlent sans cesse devant leurs autels domestiques et
s'allument devant l'étranger dont la visite honore la
maison; ils se mêlent à tous les mets un peu relevés
qu'on pose sur leurs tables et forment une part consi-
dérable du commerce du céleste empire. Les vertus

aphrodisiaques qu'on leur attribue ne contribuent pas
peu à cette vogue. Telle est du reste l'habileté avec
laquelle ils savent les préparer, que certaines boules
odorantes, pétries d'ambre, de musc, de fleurs de
chanvre mêlées à l'opium, et à d'autres substances plus
énergiques quelque temps échauffées et tournées
dans la main, suffisent pour jeter dans de voluptueux
spasmes les beautés aux petits pieds qui peuplent les
bateaux de fleurs. Cet effet, connu des matrones romaines, n'a rien d'étonnant pour la science qui cons-
tate tous les jours les merveilleux phénomènes produits par les anesthésiques.

Déjà, du temps d'Auguste, la Gaule fournissait à
Rome presque toutes les préparations qu'elle employait à l'entretien et à l'embellissement de la chevelure. L'artiste gascon avait dès lors le privilége
de coiffer et de raser l'univers, il tenait boutique ou-
verte au pied du Capitole et se partageait avec le baigneur la vente des parfums.

En Grèce, les boutiques de parfumeurs, ouvertes
à tout venant, servaient de salons aux nouvellistes
et aux chroniqueurs de l'époque; on disait à Athènes :
Allons au parfum, comme nous disons : Allons au
café, et là on discutait les intérêts de l'État, on com-
mentait le livre nouveau, on riait des traits dont la
dernière comédie d'Aristophane avait flagellé le ridicule, on décrétait la mode et on racontait l'anecdote
scandaleuse.

Lorsque l'invasion barbare eut détruit la civilisation romaine et que la Gaule fut passée sous la domination des Francs, les rois chevelus n'anéantirent pas
cellement les coutumes gallo-romaines qu'il n'en res-
tât pas des traces profondes. Les Thermes de Julien,
dont les ruines étonnent encore au milieu de Paris
moderne, furent sans doute délaissés, mais les étu-
vistes ouvrirent leurs établissements, et pendant tout
le moyen âge le baigneur et le barbier rappelèrent
des habitudes de propreté hygiénique.

La beauté ne perdit d'ailleurs jamais son empire
sur cette vieille terre des Gaules où la femme fut toujours libre, et où la galanterie française devait naître
de la chevaleresque courtoisie du moyen âge. Gré-
goire de Tours et le petit nombre de chroniqueurs qui
restent de cette époque nous parlent de l'art avec
lequel Clotilde, Brunehaut, Galsuinde, relevaient l'é-
clat de leurs attraits. Les conteurs du cycle carlovin-
gien nous vantent les beautés de Berthe, les perfec-
tions d'Angélique, et sont remplis des recettes données
par la fée Mélusine, l'enchanteur Merlin et ses conti-
nuateurs. La magie veut alors avoir retrouvé la
science de la déesse Circé, les philtres jouent le plus
grand rôle; ils ne sont plus demandés par la jeune
Grecque timide et tremblante, qui veut enchaîner son
amant, à la vieille prêtresse d'Hécate; l'alchimie les
recherche déjà et les compose dans ses profonds laboratoires, étonnée de rencontrer au fond de ses

creusets, non pas la pierre philosophale et l'essence
vitale qu'elle cherche, mais la théorie des corps simples et les premières bases sur lesquelles la raison
établira la science chimique. Donner à l'homme une
éternelle jeunesse fut un des grands problèmes alchi-
mistes, et la cosmétique gagna quelques recettes à
cette ardente recherche.

Des parfums figurent parmi les présents qu'Ha-
roun-al-Raschid envoie à Charlemagne, et, en conqué-
rant l'Espagne, les Arabes y apportent, avec le goût
passager pour les arts, l'usage des parfums et des
cosmétiques, et celui des sétabes, mouchoirs précieux
que les Maures tenaient des Romains, et qui furent
longtemps fabriqués à Setabis en Ibérie, et qu'on
imprégnait des odeurs les plus précieuses de l'A-
rabie et de l'Inde.

Puis l'Occident entier se précipite vers la Palestine,
y cherchant moins le triomphe de la foi que les émotions de l'inconnu; les templiers s'y vouent à la recherche de graal, la coupe mystique, et, au retour,
chevaliers, trouvères et pèlerins paient l'hospitalité
des tendres châtelaines par quelques-uns des parfums et des recettes dont l'Orient leur a livré le secret.
Les cours d'amour se forment alors, l'on y discute
galanterie et beauté, et Albert le Grand écrit son livre
des secrets employés par les femmes, qui, traduit en
français deux siècles après, et imprimé en 1440, a
eu depuis une foule d'éditions.

La découverte de l'Amérique enrichit la cosmétique d'éléments nouveaux. Le Mexique la dota de la
vanille, du beurre de cacao et de quelques recettes
qui seules marqueraient cette époque comme une des
plus importantes de son histoire. Les baumes de Li-
quidambar, du Pérou, de Tolu, sont aussi précieux
pour elle que pour la pharmacie. Le quinquina, le
gaïac, lui livrent leurs principes toniques, et l'ambre,
presque disparu de l'ancien monde, se retrouve sur
ses côtes.

La Renaissance fut pour la cosmétique une glo-
rieuse époque : grâce à ses secrets, Diane de Poitiers
(tous les historiens l'attestent) conservait tous ses
charmes et était la rivale préférée des plus jeunes et
des plus belles, à un âge où tant d'autres ont depuis
longues années renoncé à plaire. Paracelse lui avait,
dit-on, donné son secret sur la recherche duquel on
a écrit depuis des volumes; le dernier conclut que
c'était un bain d'eau de pluie pris froid tous les matins. Le bibliophile Jacob nous a trop habitués aux
charmants paradoxes dont il sème sa spirituelle éru-
dition, pour que nous contestions l'authenticité de la
découverte, mais nous n'osons garantir la recette. A
côté de la châtelaine d'Anet, brillaient la Mar-
guerite des Marguerites et les belles héroïnes
célébrées par Brantôme, qui demandaient aux
parfumeurs amenés d'Italie par François 1er, ou
venus à la suite de Catherine de Médicis, les se-

crets et les raffineries de la cosmétique italienne,
qui avait fait alors tant de progrès comme le témoignent les ouvrages de Saiginy, de Guif Dettuzy, d'I-
sabella Cortese, de Marinello, etc., etc., publiés à cette
époque et traitant tous de cet art d'une manière remarquable. L'usage des cosmétiques alla même jusqu'à l'abus sous les derniers Valois; les pâtes, les
pommades, le masque de Poppée, retrouvé pour
Henri III et ses mignons, convenaient peu à la di-
gnité du souverain, et contribuèrent à l'espèce de
réaction qui se fit, pendant le règne suivant, contre
les parfums et les cosmétiques. Le Vert Galant aurait
bien pu cependant leur emprunter quelques qualités
que n'avait pas su lui donner la vie des camps.
Mais les gants de la reine de Navarre et ceux de la
belle Gabrielle n'étaient pas faits pour lui donner confiance dans les recettes du Florentin. Le nom de René
sonne comme un glas funèbre dans l'histoire de la
cosmétique; le parfumeur de Catherine avait puisé sa
science à l'école des Borgia, comme la reine sa politique; il rappelle Locuste et semble transmettre les
secrets romains aux vendeurs de poudres qui épou-
vanteront la cour de Louis XIV. Ces temps sont loins,
Dieu merci! la science et les mœurs actuelles empê-
cheront toujours leur retour.

A l'élégante cour de Louis XIII, les parfums repri-
rent sur la toilette des seigneurs la place qu'ils méri-
taient, et les cosmétiques rehaussèrent la beauté des

dames. La pâte d'amande et les crèmes au cacao et à
la vanille, importées d'Espagne, rendaient chaque soir
aux mains et aux élégantes épaules d'Anne d'Autriche
la blancheur et l'éclat perdus par la fatigue du jour.
Ce fut la belle époque de l'hôtel de Rambouillet et de
la carte de Tendre; le langage précieux créa pour les
parfums de nouvelles dénominations puisées à la fontaine de Jouvence, et cette habitude de dénominations
prétentieuses a peut être eu un peu trop le tort de
s'être perpétuée et développée jusqu'à nos jours.

Louis XIV détestait les parfums, et son aversion fut
imposée à sa cour comme une loi de sévère étiquette.
Quelques besoins qu'en eussent les dames dans les
nombreuses et longues réunions de Versailles ou de
Marly, elles supportaient les plus incommodes malaises plutôt que de s'exposer à perdre la royale fa-
veur. Les bains eux-mêmes n'étant pour le grand roi
qu'une espèce de prescription médicale, les courtisans
imitèrent le maître, et jamais on ne vit moins d'établissements de bains à Paris que sous Louis XIV.
Quelques observations physiologiques qu'on pourrait
trouver ici irrévérencieuses ou mal placées expliquent
cette aversion d'un monarque qui jouissait du plus
robuste appétit de son royaume, et auquel on présentait tous les matins sur un plat d'or trois mouchoirs
qui ne suffisaient toujours pas aux besoins de sa
journée.

Avec la régence les parfums entrèrent bien en cour;

la poudre de la Maréchale fut inventée ou plutôt re-
nouvelée, comme l'usage des perruques, des habitudes
romaines; la parfumerie s'inspira des travaux de Jean
Liébaud et des découvertes de la médecine et de la
chimie. Peut-être jusqu'à la Révolution usa t-on trop
des poudres, des fards et des pommades, mais les
historiens de l'époque nous disent combien les femmes
y furent belles et combien se conserva leur beauté.
Ninon de Lenclos inspirait à soixante ans un amour
dont la violence finissait par le suicide, et l'on veut
que la marquise Du Barry eût obtenu de Cagliostro la
merveilleuse recette qui la conserva jeune et belle
jusqu'aux limites de la vieillesse. Le maréchal de
Richelieu soutenait encore sa vigueur dans les derniers
temps de sa vie en vivant dans une atmosphère odo-
rante que des soufflets versaient à grands flots dans
ses appartements. Sans avoir une confiance absolue
dans ces sortes d'affirmations, nous saurions d'autant
moins les repousser que notre maison possède un des
cosmétiques qui conserva le mieux la beauté de madame de Pompadour, et que tous les jours nous
sommes à même de constater son efficacité et ses
bons résultats. Sa composition a été transmise à la
maison Violet par les héritiers de *Manon* Foissy,
femme de chambre de l'illustre marquise, et nous en
sommes seuls propriétaires.

Le goût délicat de Marie-Antoinette influa d'une
manière heureuse sur le choix des parfums; les ga-

lantes bergères de Trianon préférant les senteurs de la violette, de la rose ou du jasmin, aux odeurs plus fortes de l'ambre et du musc, nul courtisan n'eût osé se présenter couvert de parfums violents au jeu de la reine.

Avant 1789, la parfumerie était soumise comme les autres industries au régime des corporations, et ses titres remontaient fort loin. Des statuts octroyés par Philippe-Auguste en 1190, confirmés par le roi Jean le 20 décembre 1357, et par lettres royales données par Henri III le 27 juillet 1582, la régirent jusqu'en 1636. Le génie de Colbert avait alors donné une impulsion plus grande à l'industrie française, chaque corporation obtenait des libertés et des privilèges plus étendus; celle des parfumeurs ou des parfumeurs-gantiers, comme on les désignait alors, ne fut pas négligée; elle obtint des patentes datées du mois de mars et enregistrées au parlement le 13 mai suivant, qui prouvent l'importance qu'elle avait acquise. Leur confrérie avait été établie en la chapelle Sainte-Anne de l'église des saints Innocents, par patentes données à Paris, le 20 juillet 1426, par Henri, roi d'Angleterre, qui se qualifiait roi de France pendant les troubles qui marquèrent le règne de Charles VII. Leurs armes, enregistrées en l'Armorial général de France, sont : d'argent à trois gants de gueules, au chef d'azur chargé d'une cassolette antique d'or.

La Révolution soumit la cosmétique aux exagéraions passionnées qu'elle portait dans les mouvements politiques ; chaque parfum, empruntant une dénomination bizarre ou sanglante au langage des partis, devint un signe de ralliement. Il y avait les habits à la Guillotine, il y eut la pommade de Samson ; un pénétrant parfum annonçant la présence du muscadin à l'odorat peu charmé du patriote, on bravait la proscription et la guillotine en imprégnant son jabot et son mouchoir d'essence de lis ou d'eau de la Reine.

Plusieurs compositions devenues historiques nous ont été transmises par le Directoire et par l'Empire. Mais comme à cette époque l'art du parfumeur se transforme, en s'appuyant sur la science, pour devenir ce qu'il est aujourd'hui, nous en parlerons dans les chapitres suivants, au fur et à mesure que leur fabrication ou leur emploi les amènera sous notre plume. Nous terminerons cette esquisse historique, — qu'on nous pardonnera d'avoir faite, parce qu'elle contient pour ainsi dire les titres de noblesse de notre art, — par un tableau restreint des ressources que la cosmétique a offertes à l'imagination fantasque et bizarre des peuples.

Le tatouage qui, en Europe, se réduit aujourd'hui a parer de cœurs enflammés, d'emblèmes et de devises galantes les bras de nos marins, servit et sert encore dans le monde entier à orner le corps des guerriers de ses dessins indélébiles. Avant que César vînt conquérir les Gaules, les Pictes, premiers habitants des montagnes d'Écosse, empruntaient leur nom aux couleurs dont ils étaient couverts; les chefs et les nobles papoicas portent leurs armoiries en tatouage sur leur front ou leur poitrine ; d'ingénieux et indélébiles dessins couvrent les corps des habitants de l'Océanie et des naturels de l'Amérique. Pour se rendre terribles et déguiser le sang qui coulait de leurs blessures, les Germains se teignaient en rouge ; le guerrier indien se peint pour le combat, d'après les usages de sa tribu et les rites de sa religion. Ces peintures, comme les graisses et les huiles dont les peuples primitifs se couvrent le corps, répondent chez eux à une nécessité hygiénique autant qu'à un besoin de parure. Presque nus et vivant toujours exposés au grand air, ils se cuirassent ainsi contre la piqûre des insectes qui rendent insupportable aux étrangers le séjour de leur pays, et ils se trouvent moins sensibles aux émanations malfaisantes et aux changements atmosphériques.

Les femmes de la Floride se couvrent tout le corps de dessins indestructibles, celles de Duan se font graver sur la peau des fleurs de différentes couleurs ; l'ornement le plus caractéristique et le plus remarquable des habitants de Rotouma et des îles Wallis, est le *chache*, qui recouvre le corps depuis le bas de la poitrine jusqu'au genou d'un tatouage très-régulier, imitant les cuissards des anciens preux ; la poitrine, les bras sont couverts de dessins composés de linéaments

ténus, d'une légèreté extrême, imitant des poissons
volants, des fleurs et autres objets délicats.

Les lobes des oreilles des habitants de Taïti et de
beaucoup d'îles de l'Océanie sont percés et reçoivent,
au lieu de pendants, des herbes odorantes, des fleurs
suaves, et aux Mariannes les cigarettes à demi fumées
des créoles espagnoles. La beauté naturelle de ces
peuples semble leur avoir inspiré le goût des parures
ingénieuses et délicates, tandis qu'un os hideux, fixé
dans les narines, vient encore ajouter à la laideur
repoussante des habitants de l'Australie.

Les fards, dont l'antiquité semble nous avoir transmis l'usage, se retrouvent chez tous les peuples. Les
Groënlandais se bariolent le visage de blanc et de
jaune, les négresses du Sénégal teignent leurs yeux
en rouge ; l'antimoine sert aux femmes de l'Orient, de
même qu'aux Romaines et aux Grecques, à noircir
leurs paupières et à ajouter à leur éclat.

Le bétel noircit les dents des Cochinchinoises. Le
henné colore les ongles des almées dont le talon,
comme celui des Moresques, est toujours teint en
rouge ou eu bleu. La même couleur bleue pare le
menton et les lèvres des Tunisiennes, et une petite
feuille peinte sur leur joue avec la décoction de la
noix de galle ou de safran rappelle la mouche d'un si
piquant usage sous la régence.

Les historiens et les voyageurs fourniraient la matière d'un gros volume, si l'on voulait seulement relater les différentes applications faites par les peuples des fards qui, tantôt d'étiquette à la cour, comme chez les Mèdes et sous quelques uns de nos rois, tantôt stigmatisés au nom de la morale et de la médecine, n'en ont pas moins résisté à toutes les vicissitudes comme tout ce qui tient à la conservation et à l'embellissement de la beauté.

CHAPITRE II.

DE LA PARFUMERIE MODERNE.

Aperçu industriel et commercial.

> La marque de fabrique est la garantie
> la plus réelle que le fabricant puisse
> donner au consommateur.
>
> *(Rapp. sur la loi de la marq. de fabrique.)*

Nous avons arrêté à la fin du dernier siècle notre
esquisse historique; à partir de cette époque commence pour la parfumerie, et comme industrie et
comme science, une ère nouvelle. Débarrassée de toutes
les entraves que les coutumes et la législation féodales
mettaient au libre développement de son commerce ;
abandonnant les sentiers battus par la routine et
l'empirisme, pour s'appuyer sur les découvertes de la
physiologie animale et végétale, de la chimie minérale et organique, de l'hygiène et de la thérapeutique,

elle devient enfin ce qu'elle est aujourd'hui, une des plus importantes industries nationales, un art ayant des bases rationnelles et scientifiques. Voulons-nous dire par cela qu'elle est arrivée aux dernières limites du progrès et de la perfection ? Hélas ! non, et les paroles que nous avons citées en tête de ce chapitre le prouvent : le parfumeur fabrique mieux, beaucoup mieux aujourd'hui qu'à aucune époque, mais il a encore grandement à faire pour élever son art à la hauteur de la science, et il ne peut accomplir ce progrès que lentement, en tenant compte de toutes les nécessités industrielles et commerciales qui le dominent, et par de longs et coûteux tâtonnements. La théorie comprend peu ces lenteurs de la pratique; elle s'en impatiente et s'en indigne; elle croit trop souvent que la nouvelle loi qu'elle a découverte doit trouver son application immédiate, et elle accuse les industriels de préférer les faciles errements de la routine, ou les lucratives pratiques du charlatanisme, aux enseignements ardus et sévères de la science. Que le savant le plus éminent se présente dans nos laboratoires, il s'étonnera d'abord de la lenteur de nos procédés, des laborieuses, nombreuses et minutieuses manipulations qu'exigent les moindres de nos produits, et il nous indiquera, pour les remplacer, dix procédés nouveaux aussi simples qu'expéditifs. On les essaie, et le résultat trompe les espérances de la théorie; les produits contiennent bien chimiquement et mathématiquement

2.

tous les éléments qui doivent entrer dans leur composition, et cependant ils n'ont pas les qualités qu'on
demandait, le savant est forcé de le reconnaître, et le
consommateur un peu délicat les repousse. Pourquoi
un tel résultat? Parce que, en parfumerie comme dans
tous les arts, la manipulation, le tact, l'expérience et
le goût ne peuvent être jamais remplacés par des
procédés mécaniques; parce que l'action du temps
sur les parfums, celle du soleil et de la lumière ne
peut être suppléée par aucun résolutif ou réactif chimique. La vanille, le benjoin ou l'ambre, pourront
bien remplir au bout d'une heure l'éprouvette du
chimiste de leur parfum dégagé de tout élément
étranger, mais ce parfum sera à l'essence que nous
aurons obtenue après trois ou quatre ans de manipulations quotidiennes, ce que sont au vieux bourgogne et
au bordeaux retour des Indes, le bourgogne et le bordeaux composés de toutes pièces par le savoir du chimiste. Que Dieu éloigne la chimie savante et théo-
rique du laboratoire du parfumeur comme de la cave
du vigneron, ou bientôt les aromes que le soleil met
dans le raisin, les fruits et les fleurs, seront remplacés
par les produits du goudron et de la houille. Quatre
corps simples, le charbon, l'oxygène, l'hydrogène et
l'azote, ne forment-ils pas, lorsqu'on en vient à une
analyse profonde, tous les éléments du règne organique? Celui qui les retrouve constamment au fond de
son creuset, est entraîné par une fatale tendance à

penser qu'il pourra reproduire, à l'aide de ces mêmes
éléments, les substances premières qui les lui ont
abandonnés, et imiter dans son laboratoire toutes
ces modifications de la matière qu'accomplit la nature;
il espère que la science pénétrera tous les mystères
de la végétation et de la vie animale, et se passera de
sa lente collaboration.

« Dans la chimie minérale, les radicaux sont simples;
« en chimie organique, les radicaux sont composés,
« voilà toute la différence; les lois de combinaison,
« les lois de réaction sont d'ailleurs les mêmes dans
« les deux branches, » disaient deux illustres savants à l'Académie des sciences, et ils ne pensaient
pas à cette grande vérité, proclamée par Cuvier : que
la forme, dans un corps organique, est en quelque
sorte plus essentielle que la matière; et que lorsque
cette forme est détruite, toutes les qualités de ce corps
sont détruites, perdues, et qu'on ne peut le faire
revivre comme un minéral en reprenant tous ses éléments et en les présentant de nouveau aux combinai-
sons que l'analyse avait détruites.

Que le lecteur nous pardonne cette disgression
scientifique, ce sera la dernière; elle était nécessaire
pour repousser les reproches exagérés qu'on nous
adresse. Nous en méritons déjà bien assez pour n'en
accepter que de justes. Notre prétendu amour
pour la routine serait contraire à tous nos intérêts;
une industrie qui, comme la parfumerie, vit du luxe

et s'adresse aux exigences les plus raffinées, aux goûts les plus difficiles, à un monde qui, par éducation et par habitude, sait le mieux apprécier ce qui est bon et ce qui est mauvais, tomberait bientôt si elle ne se soutenait par le progrès. Quelle maison, ayant un nom et une réputation, sera assez malavisée pour offrir à ses clients des savons caustiques, des pommades graisseuses ou des parfums trop énergiquement pénétrants? La parfumerie vulgaire trouve ses bénéfices les plus clairs et les plus nets dans des procédés expéditifs, dans l'emploi des parfums que lui fournissent les laboratoires de chimie, et la contrefaçon se sert surtout des équivalents que lui indique la science; de là ces préparations obtenues par des plantes introuvables que notre art repousse comme des produits de charlatanisme qu'aucune solidarité n'unit à notre industrie.

La parfumerie, comme la médecine, doit se reposer et ne se rendre qu'à l'expérience. L'élégance est une des premières nécessités d'un art qui fournit à tous les besoins de la toilette, qui n'a d'autre but que l'embellissement et la conservation de la beauté; et cette élégance, le parfumeur ne peut l'obtenir qu'en appliquant le goût et le savoir les plus exercés à allier les exigences de la mode et les caprices de la fantaisie aux prescriptions d'une sage et rigoureuse hygiène. La finesse et les qualités de ses produits sont surtout dues aux manipulations qu'ils subissent; vouloir les obtenir par des procédés simples et rapides serait une illusion funeste. C'est aux cosmétiques préparés selon ces procédés théoriques que M. Milon adressait, dans son mémoire sur les parfums, lu devant l'Académie, ce reproche :

« La plupart de ces compositions sont assez gros-« sières pour qu'elles soient la cause du peu de succès « qu'obtient la pharmacie près des consommateurs « délicats. »

Le progrès qu'on nous accuse de négliger, de re-pousser presque, nous l'apportons partout où il doit être : nous repoussons les essences composées par des produits chimiques, il est vrai, mais c'est pour nous servir des parfums naturels, quoique les pre-miers soient d'un bon marché extrême, d'une abon-dance inépuisable, tandis que la proportion de ceux contenus dans les fleurs est tellement faible, que si l'on cherchait à l'isoler complétement, leur prix sur-passerait celui de toutes les matières connues; que pour certaines fleurs un gramme de parfum coûterait plusieurs milliers de francs. Les Orientaux paient jusqu'à 800 francs l'once d'essence de jasmin, malgré son odeur empyreumatique. Leurs tributaires naguère pour l'essence de roses et celles de la plupart des fleurs, nous les avons rendus tributaires à notre tour; nous avons su par la culture donner aux fleurs des parfums plus suaves et mieux les extraire pour les

employer dans notre industrie; c'est là un progrès,
un progrès réel et comme nous les aimons.

Hygiène et élégance, double résultat qui ne pouvait
guère être obtenu qu'à notre époque.

L'alcool, le meilleur et le plus précieux dissolvant
des parfums et des résines, était en effet inconnu des
anciens. Le savon ne fut inventé que dans le moyen
âge, et l'épuration des graisses et des huiles n'a fait
de progrès que lorsque la chimie a été une science
réelle. Ce sont là trois éléments essentiels qui servent
de base aux opérations de la parfumerie moderne.
Nous n'avons médit des chimistes que pour repousser
les reproches et leurs prétentions exagérées, mais
notre attention constante est de suivre les progrès de
la science, et de nous emparer de toutes les découvertes qui peuvent nous fournir une application pratique. Aucune des études faites sur le benzoïde et les
autres éléments constitutifs des corps organiques qui
ont marqué ces dernières années n'a été perdue
pour nous. Les travaux des Bichat, des Cabanis,
des Alibert, des Rostan, des Cloquet, ne nous ont
pas moins aidés que ceux des Dumas, des Liebig
et des Milon, et la liberté que la Révolution
donna à notre industrie nous permit de rectifier par
ces données nouvelles les vieilles traditions. Le Directoire et l'Empire furent pour elle une heureuse
époque, et lui imprimèrent un grand élan. Avec les
modes grecques et romaines, les beautés du Directoire

firent revivre les onctions et les bains parfumés de
Rome et de la Grèce; l'huile antique, qu'on payait
plus cher que l'or, oignit alors toutes les chevelures.
Madame Tallien, au sortir d'un bain de fraises et de
framboises, se faisait doucement frictionner avec des
éponges imbibées de lait et de parfums.

L'Empire contribua encore au progrès de la parfumerie comme art et à son développement comme industrie. L'organisation délicate de l'Empereur était
éminemment sensible à l'action des parfums; il versait
lui-même, tous les matins, une fiole d'eau de Cologne
la plus fine, sur sa tête et sur ses épaules qu'essuyaient
quelques légères frictions. L'impératrice Joséphine
avait pour les fleurs et les parfums le goût d'une
créole, et elle a apporté de la Martinique l'usage de
certains cosmétiques qu'elle n'abandonna jamais. La
consommation habituelle des parfums, plus peut-être
que tout autre genre de luxe, est la preuve la plus
irréfragable de la richesse des nations et de l'aisance
des particuliers. A nulle époque l'usage des parfums
ne fut plus grand que sous l'Empire, lorsque l'Empereur prodiguait les richesses et les faveurs à ses lieu-
tenants et à ses soldats, et que tous se hâtaient de
jouir, comme si la mort qu'ils affronteraient le lendemain sur les champs de bataille empêchait de comp-
ter sur l'avenir.

Depuis l'Empire, le goût des parfums s'est généra-
lisé avec le bien-être et les habitudes de luxe. De

vastes magasins, des manufactures, des usines considérables ont remplacé les modestes laboratoires où travaillait le parfumeur des anciennes époques. Notre génie national et le goût parisien se sont emparés de cet art créé pour le luxe et pour le plaisir; Paris fournit aujourd'hui des parfumeries au monde entier. En 1855, lors de l'Exposition, le lendemain d'une révolution qui avait pesé sur elle plus peut-être que sur aucune autre industrie, la parfumerie était comptée pour 40 millions dans la production nationale. Cette évaluation serait aujourd'hui bien inférieure à sa production.

Dans la fabrication, il faut considérer trois sortes de parfumeries : la parfumerie fine, la parfumerie ordinaire faite par des fabricants consciencieux et ayant nom, et la parfumerie anonyme, qui ne vend que des préparations vulgaires ou les produits sophistiqués de la contrefaçon.

La parfumerie fine est faite par un petit nombre de maisons qui veillent à leur réputation comme à leur fortune et la préservent de tout reproche comme d'une cause de ruine. Nous croyons ne pas être démenti en mettant la maison Violet parmi celles qui représentent le mieux et de la manière la plus complète la parfumerie parisienne au point de vue de l'élégance, de la finesse, de l'efficacité hygiénique des produits et de l'étendue des relations commerciales. Les médailles obtenues par elle aux différentes expositions,

les brevets dont elle a été honorée sont là pour appuyer mes assertions. Elle doit ce succès à la méthode
sagement progressive qui a guidé ses travaux et ses
opérations, aux efforts constants qu'elle a faits pour
réunir dans ses laboratoires les éléments les plus
complets d'une bonne préparation, au soin extrême
qu'ont eu les intéressés d'être eux-mêmes fabricants
parfumeurs dans toute l'acception du mot et non simples gérants bénéficiaires d'une usine et d'une maison
commerciale.

Essences, crèmes, pommades, poudres et savons,
tous les parfums et tous les cosmétiques sont fabriqués
dans ses laboratoires par les mains ou sous les yeux
du maître. Toutes les matières premières y arrivent à
l'état d'huiles, de moelles, d'esprits, de résines, de baumes, de bois, de fleurs, etc. : c'est le seul moyen
d'obtenir des préparations parfaites, de n'être jamais
trompé par la nature même des substances qu'on emploie. Pour la parfumerie ordinaire, une telle méthode
est impossible. Sa condition est de produire beaucoup,
vite et à bon marché; elle ne saurait subir les lenteurs
de modifications qui ne s'accomplissent qu'après des
années d'attente et de soins; elle ne peut supporter
les frais d'une manipulation longue et compliquée, ni
ceux d'emmagasinage et de location qu'exige cette
manière de procéder. Au lieu de fabriquer des savons
à grande chaudière, elle achète des pâtes de savon
ordinaire, les imprègne d'un parfum pris chez le fa-

3

bricant d'essences, et les soumet au moulage ; si elle a obtenu une apparence convenable, son but est atteint ; le commerce et le public accepteront le produit. La fabrication de cette parfumerie se subdivise en un grand nombre de branches détachées ou de spécialités qui cherchent à se compléter et produisent les unes pour les autres ; et comme leur gain se restreint de plus en plus par cette manière de procéder, elles ne peuvent trouver de bénéfice qu'en sacrifiant la qualité du produit, en épargnant sur les matières premières et sur la main-d'œuvre. Ceci est l'histoire de tous les produits que le commerce désigne sous le nom de confection ; leur qualité est en raison du prix qu'y met le consommateur, il ne saurait réclamer si elles n'ont pas toute l'efficacité désirable.

La sophistication commence d'ordinaire avec la contrefaçon du nom ou de la forme ; elle devient ainsi la plaie de notre industrie et occasionne tous les méfaits dont on nous accuse. S'attachant toujours aux réputations les mieux faites, aux noms les mieux établis, elle s'empare de leurs produits, imite leur forme et offre impudemment au public des parfums semblables en apparence, en réalité sans efficacité ou malfaisants. L'eau de Cologne, par exemple, un des cosmétiques les plus répandus, est d'une préparation difficile ; un peu d'alcool aromatique et d'extrait de saturne suffisent à la contrefaçon pour imiter aux sens du vulgaire son odeur et le précipité blanc qu'elle forme, et, grâce au bon marché, elle réalise des bénéfices énormes. Que de contrefacteurs ont fait naître la forme et la couleur des savons de thridace inventés par la maison Violet !

La contrefaçon, lorsqu'elle s'a tache aux produits spéciaux d'une maison, s'exerce surtout loin du centre de fabrication; elle se trouve alors plus libre; elle sait que ses manœuvres seront moins facilement surveillées et réprimées. Le seul moyen de-mettre à l'abri les intérêts du fabricant et la santé publique de ses honteuses et déloyales manœuvres, c'est d'adopter une marque de fabrique, et d'accréditer de loyaux dépositaires dont l'honorabilité garantisse au consommateur l'authenticité des produits qu'ils lui livrent.

Chaque jour l'exportation de la parfumerie parisienne prend une extension nouvelle, elle compte des succursales dans toutes les capitales de l'Europe; les navires qui vont trafiquer en Amérique, en Orient, dans les Indes, en Chine, ne manquent jamais de pourvoir leur chargement de parfumeries fines comme de la marchandise dont l'écoulement est le plus assuré. New-York, la Nouvelle-Orléans, Saint-Pétersbourg, Odessa, Rio-Janeiro, Constantinople, Alexandrie, Singapour et Canton connaissent aussi bien que Paris le nom des maisons en réputation. Depuis que nous avons pris la REINE DES ABEILLES pour marque de fabrique, sur les bords de la mer Noire on demande la parfumerie à la *mouche.*

Cependant, sauf les fleurs que cultivent Grasse, Provins et Nice, le sol français ne produit presque aucune des matières premières que nous employons. C'est le génie national, le sentiment artistique, plein d'élégance et de bon goût que Paris sait mettre dans tous ses produits qui ont fait nôtre cette industrie. Le parfum ou le cosmétique veulent arriver coquettement sur la toilette de la beauté qui les emploie : l'enveloppe, le vase, la boîte qui les enferment doivent déjà charmer par leur bon goût. Quel art séduisant dans ces fragiles boîtes de carton et de satin que l'époque des étrennes amène à l'étalage du parfumeur ! Tout ce que peut rêver la fantaisie, exiger le comfortable, est prodigué par la parfumerie parisienne, et aide ses produits à ne redouter aucune concurrence sur aucun marché du monde.

Quels seraient donc son succès et sa prospérité si les sophistications et les contrefaçons ne venaient entraver ses efforts !

En relatant les reproches qu'on adresse à notre industrie et en constatant ses progrès et ses résultats, nous avons implicitement dit au lecteur la marche de notre maison. Elle a constamment éloigné tout élément funeste, toute économie de main-d'œuvre ou de fabrication qui pouvait être faite au détriment de la qualité de ses produits. Opérant par elle-même sur

des matières premières des plus chères, elle les a toujours choisies de première sorte, et jamais la composition d'un cosmétique n'a menti à son étiquette. Son
nom ayant acquis une réputation méritée, et recon-
naissant que la contrefaçon l'exploitait pour tromper
le public et s'enrichir d'un lucre illicite, elle a adopté
une marque de fabrique qui, gravée sur tous ses savons, apposée sur toutes ses enveloppes, sur tous les
vases qui contiennent ses parfums, ne saurait être
imitée que par un faussaire, — crime puni dans tous
les pays, — et qui garantit au consommateur les
qualités bienfaisantes du cosmétique qu'il emploie.

Nous n'avons pu ni dû entrer, dans ces considérations générales, dans le détail de nos procédés particuliers de fabrication. Ce que nous avons cherché dans
ce chapitre, c'est de prouver l'importance commerciale de notre industrie, d'établir ses progrès et surtout de dénoncer au consommateur les menées de la
fraude et de la contrefaçon, en indiquant la marque de
fabrique, comme le moyen le plus simple et le plus
facile de les déjouer et de se préserver de ses funestes atteintes.

CHAPITRE III.

PARFUMS ET SUBSTANCES EMPLOYÉS PAR LA COSMÉTIQUE.

> Ceux qui sont utiles le sont à cause de
> l'usage bien ordonné que l'on en fait ;
> ceux qui sont préjudiciables le devien-
> nent parce qu'on en abuse.
> HIPPOCRATE.

La parfumerie emploie deux sortes de matières
premières : les parfums comme principes actifs, et différents véhicules qui donnent corps aux parfums et
complètent par leur propre vertu les qualités et les
propriétés que doivent posséder les cosmétiques.
Chacune de ces substances ou matières premières a
des propriétés particulières et exerce sur l'organisme
une action reconnue par la science ; l'art du parfumeur a pour but de les combiner ensemble pour en
assurer, accroître ou tempérer les effets. Une rapide
étude de ces substances fera mieux comprendre
que toutes les assertions de quelle efficacité peuvent être les cosmétiques, — lorsque leur choix et
leur emploi est sagement dirigé, — et combien

sont mal fondés la plupart des reproches qu'on leur adresse.

On a beaucoup raisonné sur la nature des parfums, mais ces subtils et légers aromes, presque aussi immatériels que le calorique et la lumière, semblent se dérober aux investigations de la science et disparaissent aussitôt que l'analyse veut les soumettre à ses épreuves. Laissant le champ libre aux raisonnements et aux recherches spéculatives, le parfumeur se contente de les recueillir tels que la nature les lui offre, et de les appliquer par son industrie à nos caprices et à nos besoins.

Le règne végétal, les arbres, les plantes, les fruits, les fleurs, lui en fournissent une infinie variété sous forme de résine, de gomme, de baume, d'huiles essentielles ou essences ; le règne animal ne lui en donne que trois : le musc, l'ambre et la civette.

Un chevrotain de forme bizarre produit le musc ; il est répandu dans le Thibet, le Tonkin, la Tartarie chinoise et jusque dans la Sibérie méridionale ; il s'y nourrit de plantes et de racines aromatiques qui abondent dans ces contrées et qu'il arrache à l'aide de ses longues dents recourbées en crochet. La finesse des principes que contiennent ces plantes semble influer sur la richesse du parfum qu'il sécrète et donner au musc du Tonkin des aromes plus estimés qu'à celui des autres contrées.

Dans l'animal vivant le musc est à demi liquide ; le

premier soin du chasseur qui l'a abattu est de couper
le follicule ou poche qui sécrète le parfum et d'en fer-
mer l'ouverture. La liqueur se solidifie, prend une
couleur brunâtre et une forme grumeleuse.

Le musc nous arrive rarement pur; bien rarement
le chasseur ferme la poche qui le contient sans en
prendre une partie qu'il remplace par du sang de l'a-
nimal et qui lui sert à former, à l'aide d'un lambeau
de peau, une seconde poche qu'il vendra presque autant que la première. De la terre, des graviers, des
grains de plomb l'aident encore à augmenter son
poids. J'ai recueilli dans des poches de musc assez de
plomb pour garnir le sac d'un chasseur. Une charge
me coûte ainsi plus que le chevreuil qu'elle abattrait;
je l'ai payée le prix du musc, 60 fr. l'once. Il est à peu
près impossible de reconnaître les sophistications qu'a
subies le musc sans ouvrir la poche; s'il est pur et
qu'on en jette sur de la braise enflammée, il se con-
sume entièrement sans laisser le moindre résidu. Sa
divisibilité est si grande, son parfum si pénétrant,
qu'un atome suffit pour imprégner pour plusieurs années un appartement de son odeur. Avant de combattre, les Tartares, pour exciter leur courage et for-
tifier leurs membres, se frottent de musc. La médecine
prescrit le musc comme anti-spasmodique dans les
convulsions, les affections nerveuses, et le conseille
même contre la rage. La parfumerie ne l'emploie qu'a-
vec sagesse et en mitigeant son énergie. Peu de per-

sonnes peuvent le supporter pur ; on doit user de
ce parfum avec assez de convenance, pour n'importuner jamais l'organe olfactif de ses voisins. Il
est d'ailleurs facile de le rendre gracieux ou supportable pour tout le monde en le mêlant à une certaine
quantité d'ambre qui adoucit son odeur sans le masquer. Les anciens ne connaissaient pas le musc ; les
Grecs et les Romains faisaient un parfum précieux
avec la muria, espèce de saumure de poisson putréfiée
dans laquelle entraient probablement des poulpes et des
tépules qui, dans certains cas, présentent une odeur
de musc très-manifeste. D'autres animaux et un grand
nombre de plantes exhalent des senteurs qui contiennent les mêmes principes ; quelques arbres même
laissent couler une huile musquée qui, si on ne la
recueille, imbibe le sol autour de leur tronc, ce qui a
pu faire croire que cette odeur était naturelle à la
terre de certaines contrées.

L'ambre gris, que l'art du parfumeur associe si souvent au musc, est une substance grisâtre ou brunâtre,
opaque, plus légère que l'eau, poreuse, se ramollissant
à la chaleur des doigts, se liquéfiant à l'eau bouillante
et à l'humidité prolongée, brûlant avec une vive
clarté. On la rencontre sur les bords de la mer à Madagascar, Sumatra, les Moluques, au Japon, à la
Chine, en Afrique, au Brésil et parfois sur les côtes
de Gascogne. Beaucoup d'opinions ont été émises sur
son origine. On s'accorde aujourd'hui à la considérer

3.

comme un bézoard ou concrétion morbide formée dans les intestins de certains cétacés, du cachalot, par exemple, le même qui fournit le blanc de baleine, substance également précieuse pour la cosmétique.

Le plus beau bloc que j'aie vu est en ma possession : il pèse près de six livres, paraît d'une grande pureté et n'est pas estimé moins de sept mille francs. Je le conserve comme digne de figurer dans un muséum d'histoire naturelle. L'ambre gris est fort recherché des Orientaux, à cause des propriétés aphrodisiaques qu'ils lui reconnaissent. La médecine classe l'ambre parmi les meilleurs anti-spasmodiques et regrette que son prix excessif ne lui permette pas de l'employer dans les liniments destinés à combattre les douleurs fixes, les rhumatismes, les engourdissements et même les paralysies commençantes. La chimie désigne sous le nom d'ambréine son principe odorant ; on l'obtient à l'état pur sous forme de houppes blanches et déliées en le traitant à chaud par l'alcool ; mais la parfumerie préfère le développer à froid par une lente macération, parce qu'elle emprunte alors à la substance entière d'autres qualités que les teintures d'ambre ou les huiles ainsi préparées communiquent aux cosmétiques dans lesquels entre ce parfum.

Cette même raison qui empêche le parfumeur d'employer l'ambréine dans son plus grand état de pureté, l'engage à ne pas chercher à trop isoler les parfums qui doivent entrer dans les cosmétiques, des huiles essentielles qui, presque toujours, les accompagnent ou les contiennent. S'il veut composer des odeurs destinées à nous jeter, en agissant sur l'organe olfactif, dans cette espèce de ravissement qui multiplie nos sensations, en rendant plus exquises celles que nous éprouvons déjà, le parfumeur peut chercher à dégager les impalpables aromes de tout élément étranger; mais pour composer des cosmétiques qui agissent sur les autres organes et sur les fonctions dermiques, il doit conserver aux substances leurs propriétés médicinales et ne débarrasser les parfums que des matières inertes ou grossières qui les emprisonnent.

Certains parfums ne s'emploient jamais purs. La civette est de ce genre; son odeur forte, excessivement persistante, serait insupportable; elle ne peut servir qu'à soutenir d'autres aromes, et encore faut-il une grande habileté et une grande prudence dans son emploi. Elle est sécrétée par un carnassier de la famille des martres, qui habite les régions équatoriales de l'Afrique et des Indes. Ce parfum d'un prix fort élevé, moins rare depuis quelques années, nous arrive contenu dans des cornes d'arrack. Il est fort estimé dans les contrées torrides; leurs habitants le portent à l'état pur. On peut s'expliquer ce goût en songeant que dans ces pays l'air brûlant et raréfié s'empare assez rapidement des émanations aromales pour que les fleurs y paraissent sans odeur; au Brésil, la vanille

elle-même n'offre presque point de senteur à un odorat européen.

Parmi les résines qu'emploie la parfumerie une
seule est liquide et est désignée sous le nom de *baume
de la Mecque* ou *de la Judée;* elle provient de l'amyris, arbuste originaire de l'Arabie Heureuse et cultivé
en Judée et en Egypte. C'est sans doute le nard des
anciens; il est tellement estimé chez les Turcs que le
sultan se le réserve exclusivement pour son usage et
l'envoie en cadeau aux souverains. Sa simple dissolution dans l'alcool constitue à elle seule un parfum des
plus précieux. L'emploi qu'en font les beautés du
harem rappelle les versets du Cantique des cantiques.

Le *benjoin* est un des baumes les plus salutaires
que puisse employer la cosmétique; son parfum est
des plus suaves, et en stimulant légèrement la peau
il lui donne du poli, de la fermeté, de la douceur; ses
aromes fortifient l'appareil de la respiration et dimi-
nuent la toux. La médecine l'emploie pour éveiller
l'action du système lymphatique, si lente chez les
blondes. Ce parfum s'extrait, par incision, d'un arbre
de la famille des ébénacées, le *styrax benjoin*, qui
croît à Sumatra, à Java, à Siam. Deux sortes arrivent
dans le commerce; la plus commune en masses irré-
gulières d'une couleur rouge, brunâtre, semée,
lorsqu'elle est de bonne qualité, de taches blanches
sous forme d'amandes agglomérées, ce qui les fait

alors désigner sous le nom d'amygdaloïde; et le benjoin en larmes, le plus précieux de tous.

Du *minoxylon* ou *china china*, comme l'appellent
les habitants du Pérou, du Brésil et du Mexique, où
il croît, découle le baume de Pérou, très-rare et
connu dans le commerce sous le nom de baume en
coque, parce qu'il arrive dans les enveloppes du fruit
du cocotier; il est brun, peu transparent, mais d'une
odeur fine et suave toute particulière. Celui que,
sous le nom de baume noir, on trouve ordinairement
en pharmacie, est obtenu par décoction; son odeur
est moins fine ; il brûle lorsqu'on l'approche de la
flamme. Sydenham et les médecins l'emploient dans
la paralysie, mais surtout dans les plaies, comme un
excellent vulnéraire. On comprend dès lors que, sagement employé en cosmétique, il puisse donner de très-
bons résultats.

La *myrrhe* et l'*encens* ou oliban forment les deux
principales gommes-résines qu'emploie la parfumerie,
et l'encens n'entre-t-il encore presque jamais dans ses
préparations. La myrrhe, dont l'odeur est forte et
aromatique, est produite par une espèces d'amyris ou
de mimosa, qui croît en Arabie et en Abyssinie. La
mythologie rattache son histoire à celle de Myrrha
mère d'Adonis. La médecine actuelle ne lui reconnaît
pas toutes les propriétés que lui attribuaient les anciens, mais elle l'emploie encore contre certaines
atonies.

L'alcool est le dissolvant naturel de tous les parfums dont nous venons d'indiquer l'origine ; il permet de les mélanger intimement les uns avec les autres, de les modifier réciproquement, de les rendre aussi nombreux et aussi variés que les nuances du goût et les caprices de la fantaisie. Ce ne sont là cependant que quelques-unes des richesses que la nature abandonne à notre art ; sous forme d'extraits, d'huiles essentielles ou essences, nous lui en demandons de. plus variées encore et de plus précieuses.

Les huiles volatiles ou essentielles diffèrent entièrement de celles qu'on désigne sous le nom d'huiles grasses, et contiennent tous les principes aromatiques des plantes, des fruits et des fleurs. Elles sont sensiblement solubles dans l'eau, se dissolvent entièrement dans l'alcool, ne se combinent point avec les alcalis de manière à former un savon et ne tachent point les linges ou les étoffes qu'elles imprègnent. Ces propriétés essentielles font comprendre le rôle immense qu'elles doivent jouer dans la parfumerie.

Les huiles volatiles sont très-employées en médecine surtout comme excitants ; la pharmacie les fait entrer dans toutes les préparations qui doivent contenir des principes aromatiques ; la parfumerie leur demande les mêmes propriétés pour ses savons et pour ses cosmétiques. Nous nous occuperons des principales en leur donnant le nom qu'elles portent dans le langage ordinaire.

Les huiles essentielles ou volatiles s'enlèvent aux
plantes par la distillation, la pression, la macération
ou par l'*intermède* d'un linge imbibé d'huile de *ben*
et posé sur les couches de fleurs fraîches. Toutes ces
opérations sont d'une délicatesse extrême et ne
peuvent être confiées qu'à des mains aussi habiles
qu'expérimentées. La plupart des essences qu'on trouve
dans le commerce sont falsifiées ou mêlées à des parfums moins chers, et ces falsifications sont assez
habilement faites pour que l'odorat le plus fin et le
plus exercé ne puisse pas toujours les reconnaître.
Nous fabriquons nous-mêmes toutes les essences dont
nous pouvons nous procurer les matières premières
à un état de fraîcheur convenable.

La *vanille*, fruit d'une plante sarmenteuse qui croît
dans les vallées chaudes et humides du Mexique, du
Brésil, de la Jamaïque et de Bourbon, donne à la parfumerie ses aromes si salutaires et si suaves. La liane
qui la produit s'attache par de longues vrilles aux arbres qu'elle rencontre et se nourrit de leur suc. Au
printemps elle se couvre de magnifiques grappes de
fleurs violettes, auxquelles succèdent des gousses ou
siliques dont l'odeur se rapproche de celle des baumes et devient suave lorsqu'elles ont été cueillies et
séchées avant leur maturité. La vanille doit être
longue, plate, onctueuse, souple, sans être molle,
d'un brun noirâtre, brillant et givré par l'acide ben-
zoïque. Les meilleures viennent du Mexique; une es-

pèce peu estimée dont les gousses rondes, fortes et
courtes, sont facilement reconnaissables, donne une
odeur fermentée, plus aromatique, mais moins agréable : on la désigne sous le nom de vanillon. Les médecins, surtout en Angleterre, emploient la vanille
dans le traitement de la mélancolie et de l'hypocon-
drie ; son parfum est un excellent tonique et agit
agréablement sur le cerveau.

Le *citron* et l'*orange* nous fournissent des essences
également précieuses. L'Italie, particulièrement les
Calabres et la Sicile, nous envoient les meilleures. On
les extrait, du zeste, par la pression avant que le fruit
ait atteint sa maturité ; les parfums de l'orange sont
désignés sous le nom de *bigarade* et de *portugal*. Les
propriétés astringentes du citron sont connues de tous ;
les principes aromatiques de l'orange, surtout de la
bergamote, fortifient les organes et ont une action
directe sur les fonctions dermoïdes.

L'*anis*, l'*aneth*, le *fenouil*, l'*angélique*, sont employés par la parfumerie autant à cause de l'agréable
parfum qu'ils contiennent, qu'à cause de leurs propriétés carminatives. Le *cresson*, le *cochléaria*, le *pyrèthre*, dont l'action est si puissante comme odontal-
giques, ont leur place marquée dans la composition
des dentifrices. Le *girofle*, la *cannelle*, le *macis*, les
muscades, toutes les substances groupées sous le
nom d'aromates, prêtent aux cosmétiques leur énergie et leurs senteurs. Le *romarin*, le *roseau aromati-*

que, le *thym*, le *genièvre*, ne sont pas moins utiles à la parfumerie qu'à la médecine. Au *gaïac*, au *sassafras*, au *safran*, elle demande leurs qualités dépuratives. Le *quinquina* et le *rathania*, dont les propriétés n'ont pas besoin d'être rappelées, entrent dans ses pommades, dans ses dentifrices, dans la plupart des eaux qui doivent agir à la fois comme toniques et comme astringents.

Les *lavandes*, les *menthes*, les *mélisses*, le *mélilot*, toutes les labiées lui offrent les plus grandes ressources. Les anciens attribuaient à ces plantes des vertus divines et s'en servaient pour éloigner les maléfices et les génies malfaisants. En les dépouillant de ce prestige, la science et la raison modernes ont reconnu leurs propriétés bienfaisantes. Les eaux de menthe et de mélisse tiennent dans la médecine hy - giénique un rang que l'expérience journalière ne fait que leur confirmer ; elles doivent en partie leur effet à la notable quantité de camphre qu'elles contiennent et dont la nature a su si agréablement déguiser l'odeur. En s'emparant de leurs huiles essentielles, la parfumerie cherche à développer la finesse du parfum, si variable suivant les espèces, et qu'elles paraissent devoir surtout au sol sur lequel elles croissent.

Les lavandes occupent parmi les *labiées* une place à part dans la cosmétique sous le nom d'eau-de-vie de lavande. Leur parfum se marie de la manière la plus heureuse à la bergamote, au citron, à l'ambre et à

une foule d'autres essences qui n'ôtent rien à ses qualités. Les huiles essentielles contiennent presqu'un
quart de leur poids de camphre. Quant à leurs propriétés médicinales, voici comment les résume Alibert :

« La lavande est un tonique très-énergique du système nerveux. Elle est surtout utile dans les fièvres
atoniques et dans quelques autres fièvres nerveuses.
On la donne encore pour remédier aux syncopes des
personnes dont les nerfs ont été affaiblis par de longues maladies ou par des chagrins. Elle est souvent
appliquée en tonique dans des sachets pour résoudre
les tumeurs ou engorgements chroniques; la teinture
alcoolique de lavande est très-énergique; on l'emploie
à l'extérieur en frictions sur les membres paralysés
ou affaiblis. »

Ces applications guident assez dans celles qu'on
doit en faire en cosmétique; nous ne la conseillerons
point aux personnes dont le tempérament sanguin ou
pléthorique peut faire craindre les congestions.

Le *lys*, la *rose*, la *violette*, le *jasmin*, la *tubéreuse*,
le *cassia*, la *fleur d'oranger*, fleurs délicates, parfums
suaves et bienfaisants, aimés des organisations délicates, chantés par les poëtes, vantés par la science,
dont la mystérieuse influence, salutaire au corps,
rend le calme à l'esprit, fait naître les sentiments tendres et joyeux, inspire les idées riantes! il faudrait,
pour vous décrire, la plume de Buffon ou le pinceau

de Redouté; je n'ai que mon industrie pour conserver
vos aromes, mais les merveilles du style et les magies
de la peinture pourraient-elles lutter avec les enivre-
ments de vos parfums ?

Une goutte de lait tombée du sein de Junon forma le
lys. Suivant Alcias, la beauté était représentée avec une
guirlande de lys et de violettes et une rose à peine
éclose dans sa main, triple symbole de l'innocence, de
la modestie et de l'incarnat que fait naître la première
sensation de la pudeur. Le nom de Suzanne, donné
par l'Écriture à la femme chaste, signifie lys; l'art hé-
raldique en fit longtemps le symbole de la France; dans
ses analogies passionnelles, Fourrier en a fait l'em-
blème de la sagesse.

Nous ne saurions énumérer toutes les qualités que
la médecine a reconnues au lys, et les usages qu'en
fait l'hygiène.

La modeste violette, dont les suaves aromes se rapprochent du chaste parfum qu'exhalent les lèvres
de l'adolescence, agit de la manière la plus douce
et la plus agréable sur les nerfs et sur le cerveau,
calme les fébriles agitations de l'organisme, rafraî-
chit et fortifie.

L'Orient nous vendait naguère son essence de rose,
rarement pure, presque toujours mélangée à une quantité notable d'essence de géranium, dix fois plus cher
que l'or. Aujourd'hui, Grasse et Paris produisent des
essences justement préférées à celles de Constantino-

ple et de Smyrne. Celle de Paris est surtout remarquable par la finesse de son arome ; elle se distingue
très-facilement des essences fabriquées à Grasse ou
en Orient par sa congélation qui, à l'état pur, se main-
tient dans nos climats, même pendant les chaleurs de
l'été, et par sa couleur d'un beau vert émeraude.
Celle de Grasse offre un aspect et une couleur inter-
médiaires entre l'essence venue d'Orient et l'essence
fabriquée à Paris; son parfum, moins fin que le se-
cond, est préférable au premier.

Ce n'est pas seulement pour la rose que s'observe
cette finesse du parfum des fleurs cultivées dans nos
climats, notre expérience nous a prouvé combien était
préférable et plus suave l'odeur du jasmin, de la fleur
d'oranger, de la tubéreuse, que nous cueillons dans
nos jardins. Le soleil d'Orient et du Midi fait naître des
aromes plus pénétrants et plus abondants, nos douces
températures développent des senteurs moins in-
tenses, mais plus suaves. Ainsi la beauté ardente et
splendide des femmes du pays du soleil saisit et en-
flamme de tous les emportements de la passion ; plus
modeste, plus tendre et plus délicate, la beauté des
vierges du Nord séduit et captive ; l'une enivre les
sens, l'autre s'empare de l'âme.

Si nous disions toutes les propriétés médicinales
des fleurs que nous venons d'énumérer, et de la foule
de parfums que nous n'avons pu nommer, cette étude
déjà longue se changerait en véritable traité de ma-

tière médicale, et nous n'avons ni la prétention ni le désir de faire de la médecine. La parfumerie produit d'ailleurs pour les gens bien portants qui cherchent le plaisir en rendant leurs sensations plus exquises et ne demandent la conservation de leur beauté qu'à des soins hygiéniques. La pharmacie a seule le privilége des préparations médicamenteuses et des clients malades, sa tâche est plus ardue et plus méritante que la nôtre, nos laboratoires comme notre but sont distincts, nous ne chercherons jamais à empiéter sur le sien.

Nous sommes, il est vrai, parfois obligés de demander à la guimauve et aux malvacées leurs principes adoucissants; la maison Violet a même eu l'heureuse idée de pétrir ses savons les plus fins avec la thridace, dont, depuis Hippocrate et Galien, la médecine vante les qualités, et cette invention a été pour beaucoup dans les récompenses dont ont bien voulu l'honorer les expositions universelles et nationales; mais ces substances salutaires sont d'une innocuité si parfaite employées en cosmétique que, sauf le nom distinctif de thridace, rien ne ferait supposer que c'est là une application de la science médicale.

Les véhicules ordinaires qu'emploie la parfumerie sont l'alcool rectifié, des huiles végétales les plus pures,—surtout l'huile de *Ben* que nous fournissent les Indes et l'Arabie, et qui, seule, jouit du précieux privilége de ne pas rancir; — l'huile d'amandes douces, les moelles et quelques axonges spéciales épurées avec le plus grand soin. Convenablement manipulés, ces véhicules forment avec les parfums des cosmétiques *solides, mous* ou *liquides :* un mot sur la fabrication de ces trois sortes de cosmétiques terminera la partie industrielle de ce livre ; nous étudierons ensuite leurs effets sur l'organisme en général et leurs applications particulières,

CHAPITRE IV.

DES DIFFÉRENTES ESPÈCES DE PARFUMS ET DE COSMÉTIQUES.

> Les livres ne font qu'assigner la règle;
> le génie seul sait en faire une application
> juste et profitable.
>
> ALIBERT, *Thérapeutique.*

Il serait presque impossible de faire un recueil complet des formules de cosmétiques données par les auteurs, elles sont innombrables. La routine recherche et suit ces recettes, l'artiste ne les consulte que pour connaître de quelle manière on s'est servi avant lui des substances qu'il veut employer; son goût et son savoir inspirent seuls ses compositions. Sans donc nous préoccuper de toutes ces formules, nous examinerons en peu de pages, d'une manière générale, la fabrication des différentes espèces de cosmétiques, que nous classerons dans cet aperçu d'après leur état le plus apparent en cosmétiques durs, en cosmétiques mous, en cosmétiques liquides et en poudres. Les parfums proprement dits prennent la forme d'essences

liquides pour mouchoirs, de sels pour flacons, de sachets
et parfois de pastilles ou de pâtes inflammables pour
fumigations. Cette division n'a sans doute rien de
scientifique, mais elle a l'avantage de paraître naturelle, de correspondre assez bien aux différentes spécialités de fabrication, et de rendre facile une appré-
ciation sommaire.

Les cosmétiques durs comprennent les savons, une
des principales branches de la parfumerie moderne.
Vers le milieu du moyen âge un Marseillais découvrit,
dit-on, que les alcalis se combinaient avec les huiles
et les graisses, de manière à donner lieu à des composés solubles dans l'eau, pouvant servir au nettoyage
des tissus. Ce fut un bienfaiteur inconnu de l'huma-
nité; il fit plus pour la civilisation que maint conqué-
rant renommé : il rendit la propreté possible et facile
pour tous; il fournit le seul remède efficace contre les
affections dermoïdes, impures et hideuses filles de la
malpropreté, si répandues autrefois, et qui n'atteignent
plus guère aujourd'hui que les populations ou les indi-
vidus que la barbarie, la misère ou une insouciance
grossière laissent croupir dans une honteuse incurie.
La fabrication des savons se concentra d'abord à Mar-
seille, et elle est encore aujourd'hui une des richesses
de cette opulente cité. L'industrie parisienne s'est em-
parée de la fabrication des savons parfumés, les seuls
qui doivent nous occuper.

Les savons de toilette se font de deux sortes de ma-

nières : à froid et à chaud, ou à grande chaudière. La
première de ces méthodes est la plus facile et la plus
généralement adoptée. On prend des savons blancs
ordinaires du commerce, — qui, obtenus par des lessi-
ves très-concentrées, exercent sur la peau une action
corrosive; — on les ramollit, on y incorpore les matières colorantes et des parfums plus ou moins violents; on divise la pâte en pains de forme convenable
et on se hâte de les livrer au commerce, pour qu'ils
ne perdent rien de leur apparence ni de leur
odeur.

La seconde méthode, plus longue et bien plus coû-
teuse, permet seule au parfumeur d'obtenir des savons
qui aient les qualités hygiéniques, l'homogénéité, la
finesse de pâte, la suavité de parfums désirable pour
la toilette. Cette manière est fort dispendieuse; elle
exige des soins particuliers, des manipulations très-
longues, peu de maisons l'emploient; la maison Violet
est peut-être la seule citée, qui fabrique tous ces savons
à chaud et à grande chaudière. Elle a toujours attaché
la plus grande importance à la préparation de ce cosmétique, qui se prête à toutes les exigences de la toi·
lette et peut, pour ainsi dire, remplacer tous les autres.
Déjà, en 1829, le jury de l'exposition honorait d'une
récompense nationale les savons Violet, et depuis
cette époque de nouvelles médailles ont constaté à
chaque exposition les résultats obtenus par ses constants efforts.

4

Toutes les substances grasses ne sont pas également propres à la fabrication des savons de toilette ;
chacune d'elles donne, par sa combinaison avec la
soude, des résultats différents, et les savons acquièrent
les propriétés particulières des substances qui les
composent. La fabrication à grande chaudière permet
seule de choisir les matières premières, de les combiner et de raisonner les dosages. Les huiles, les moelles
et les graisses les plus pures sont seules employées ;
nous les mélangeons suivant les qualités que nous
voulons donner aux savons, et des procédés particuliers nous permettent d'incorporer, dès cette première
opération, des substances spéciales dans la masse
savonneuse.

Des lavages sérieux et appropriés viennent ensuite
dépouiller la pâte de tous les principes grossiers ou
non complétement saponifiés qu'elle pourrait contenir, et neutraliser de la manière la plus complète la
causticité de la soude, sans toutefois nuire en rien à la
conservation ou à l'onctuosité du savon. Lorsque de
longs séchages à l'air libre ont éprouvé la pâte et
permis au temps de la *faire*, que sa bonne qualité est
parfaitement reconnue, les savons sont triturés, ra-
mollis, et la main de l'ouvrier y incorpore les substances toniques, adoucissantes ou rafraîchissantes
que la pâte est spécialement destinée à s'approprier,
et qui, avec les parfums, compléteront ses qualités.
Le travail mécanique est complétement éloigné de ces

dernières opérations, de nombreuses expériences nous ayant démontré que la main savait seule donner à la pâte une finesse, une homogénéité, une consistance parfaites. La machine n'y touche que pour mouler le savon et y graver la marque de fabrique. D'habiles ouvrières renferment alors le pain, — qui a reçu une forme élégante, qui en rend l'usage plus agréable, — dans son enveloppe, où se développeront ses aromes, comme ceux du vin qui lentement vieillit dans la bouteille.

Il y a en effet ceci de remarquable, — et ce fait doit déjà faire distinguer les bons savons de ceux qui proviennent d'une mauvaise fabrication ou de la contrefaçon, — c'est que le parfum des premiers se conserve, augmente en intensité et en suavité, tandis que l'odeur des autres disparaît bientôt, devient âcre ou nauséabonde. D'autres caractères trahissent facilement les savons de mauvaise qualité et les produits de la contrefaçon. L'excès de soude qui les rend caustiques et empêche, si l'on s'en sert pour la barbe, le rasoir de glisser sur la peau, se reconnaît à la rapidité avec laquelle ils se dessèchent au sortir de l'eau en se recouvrant d'une couche pulvérulente, et au peu de consistance de leur mousse. Ceux qui contiennent des huiles mal épurées ou des graisses de mauvais aloi restent mous, recouvrent les mains d'un enduit adipeux qu'on enlève avec peine, et donnent une mousse gluante, épaisse et bientôt corrompue.

l'ar des procédés particuliers et à l'aide de soins
extrêmes, la maison Violet était parvenue à incorporer
dans ses savons des parties entières de plantes et de
fleurs naturelles, telles que le lys et la violette; un
dernier progrès vient de lui permettre de solidifier,
sous le nom de *Crème froide mousseuse,* une pâte
composée par moitié d'huiles et de moelles spéciales
et de cold-cream, et de former ainsi le cosmétique le
plus hygiénique au tissu dermal. Le miel seul, jusqu'alors, avait pu être incorporé dans certains savons;
le savon de Windsor lui-même n'est que du savon
blanc du commerce ordinaire, purifié par sa fonte
réitérée plusieurs fois dans une certaine quantité
d'eaux aromatiques. Aussi nos savons thridace et notre
crème mousseuse trouvent-ils partout une préférence
marquée.

Nous nous sommes un peu étendu sur la fabrication
des savons de toilette, parce que c'est, nous l'avons
dit, une des branches les plus importantes de la parfumerie, et le cosmétique obligé de tout le monde;
du riche auquel il conserve l'exquise sensibilité du
toucher et l'éclat satiné de la peau, comme de l'ouvrier, qu'il débarrasse de la poussière du travail. Son
grand débit rend la falsification plus facile et la contrefaçon plus avide; elle va sans doute s'attacher à
nos *Crèmes froides mousseuses* avec la même âpreté
qu'elle a mise, surtout à l'étranger, à contrefaire nos
savons thridace. On ne doit accepter comme venant

de la maison Violet que les pains portant en creux sa marque de fabrique (la reine des abeilles).

En général, les savons de toilette bien fabriqués doivent être d'une homogénéité et d'une douceur de pâte parfaite et complétement neutralisés; ils doivent donner une mousse onctueuse, assez persistante et fondant complétement sans laisser le moindre résidu. Dans l'eau la dissolution s'arrête à la surface et ne pénètre jamais profondément dans la masse; ils sèchent un peu lentement, mais bien, et conservent jusqu'à la fin la suavité de leur parfum.

On donne parfois aux savons préparés pour la barbe la forme de crème ou celle d'essence et de poudre. On obtient vulgairement les premiers en se servant de potasse au lieu de soude; du savon ordinaire dissous dans l'alcool ou réduit en poudre donne les secondes. Nous les préparons d'une manière toute spéciale, en leur donnant des qualités adoucissantes et lénifiantes, et une grande persistance à leur mousse, qui, loin de disparaître sur la peau échauffée, la rafraichit et la préserve du feu du rasoir.

Les cosmétiques mous comprennent les pommades, les crèmes et les pâtes que nous retrouverons parmi les cosmétiques propres à chaque organe. La plupart ont pour base des substances grasses, que leur combinaison avec des alcalis n'a pas fait passer à un état particulier; sauf quelques moelles que leurs propriétés rendent indispensables, le blanc de baleine et la cire

4.

la plus pure, on ne doit admettre dans ces sortes de cosmétiques que des substances végétales telles que les huiles d'amandes douces, de ben et le beurre de cacao. La pulpe des fruits fournit de précieux éléments au parfumeur qui sait apprécier leurs propriétés, mais quelque habileté qu'il apporte dans ces sortes de compositions, le temps les altère vite; ce sont les cosmétiques qui doivent être le plus souvent renouvelés.

Les crèmes, les pommades, les pâtes qui contiennent des moelles ordinaires, des axonges mal épurées, des huiles peu fines, se reconnaissent bientôt; elles pénètrent difficilement dans les pores, et donnent un aspect graisseux à la peau et aux cheveux. Celles dont le contact n'est pas d'un entier moelleux, qui ne fondent pas facilement sur le derme, dont l'odeur peu suave, peu naturelle, semble formée d'aromes étrangers au parfum qui veut leur donner sa senteur, doivent être rejetées comme mal fabriquées ou sophistiquées.

Les fards plastiques appartiennent à ce genre de cosmétiques; ils datent de fort loin; suivant le prophète Enoch, l'ange Azariel, sans doute un de ceux qui aimèrent les filles des hommes, en enseigna le secret aux descendantes d'Ève, longtemps avant le déluge. — La mythologie n'est pas seule, on le voit, à attribuer à la cosmétique une origine divine. — Les Juives ont suivi jusqu'à nos jours les leçons d'Azariel, elles emploient depuis lui le stibirum ou sulfure d'antimoine pour peindre leur visage. Les dames romaines blanchissaient leurs joues délicates avec la terre de Chio détrempée dans du vinaigre, et en relevaient les nuances, tantôt avec la teinture vermeille fournie par un coquillage, tantôt avec le rézion, suc d'une espèce de garance qu'on tirait de la Syrie. Les fards onctueux que nous apportèrent les Italiens de Catherine de Médicis et qu'employait la cour d'Henri III, avaient les mêmes bases. Aujourd'hui nous sommes plus sages dans la composition de nos fards, et si les personnes qui par profession sont obligées d'en faire un constant usage en éprouvent parfois de mauvais effets, elles doivent surtout s'en prendre à leur insoucieuse indifférence, qui les empêche de chercher leur sécurité dans l'habileté consciencieuse du parfumeur, et de neutraliser tout mauvais effet par quelques lotions hygiéniques, toniques et adoucissantes. L'impératrice Poppée, dont le fard onctueux est devenu historique, l'enlevait avec du lait d'ânesse, et son teint conserva toujours sa fraîcheur et sa blancheur merveilleuses.

Les cosmétiques liquides comprennent les eaux, les aits et les vinaigres.

Les eaux ont pour base l'alcool et contiennent en dissolution des huiles essentielles et odorantes enlevées aux fleurs, aux parfums, aux plantes. Les principales sont les eaux de Cologne, de lavande et de menthe; on peut les modifier à l'infini comme senteur, et ajouter à leur efficacité par la présence du quinquina, du thridace ou d'autres substances. L'alcool ayant la propriété de coaguler l'albumine, ces préparations conviennent généralement mieux que les vinaigres aux personnes d'un tempérament sanguin, au teint coloré.

Les teintures qui forment dans l'eau un précipité laiteux sont généralement désignées sous le nom de laits. Ce sont des cosmétiques précieux et d'un très-bon usage lorsqu'ils sont consciencieusement préparés. Mais leur contrefaçon est facile et devient d'autant plus funeste, que leur emploi est plus intime. On peut reconnaître la falsification en en versant quelques gouttes dans l'eau et en abandonnant à lui-même le mélange. La décomposition en sera rapide et le parfum très-vite dénaturé.

Les vinaigres sont tous astringents, et par cette qualité ils donnent plus de fermeté aux tissus avec lesquels on les met en contact. Il faut éviter que leur usage trop immodéré ne durcisse, ne dessèche ou n'irrite la peau. La présence de l'éther acétique, qui se trahit bientôt par son odeur lorsqu'on abandonne à l'air libre l'eau qui le contient, dénonce la plupart des vinaigres produits par la contrefaçon.

Les essences, les esprits, les odeurs pour mouchoirs, trouveront une place plus étendue quand nous traiterons du sens de l'odorat. Leur préparation est

l'opération la plus délicate qui s'opère dans le laboratoire du parfumeur. Lorsqu'il les dérobe aux fleurs,
il faut qu'il choisisse celles qui ont eu la part la meilleure de terre, d'ombre et de soleil, qu'il les cueille à
l'heure fugitive où elles sont prêtes à livrer aux brises
de l'air leurs effluves les plus suaves, et que, par d'ingénieux procédés, il dégage leurs aromes subtils des
pétales qui les enferment et leur donne un corps nouveau pour en user suivant les besoins de son art et les
inspirations de sa fantaisie. S'il les demande aux
baumes, aux résines, aux bois, aux parfums ordinaires,
il doit attendre que de longues et patientes manipulations aient donné à chaque arome sa perfection; les
employant ensuite à l'état le plus pur, il marie leurs
senteurs, les nuance à l'infini en leur enlevant tous
les inconvénients, tous les dangers des exhalaisons
naturelles. Ce sont là les poëmes que compose notre
art : y introduire des équivalents chimiques, c'est le
déshonorer. La contrefaçon seule emploie ces essences
qui, non-seulement, dépravent l'odorat, mais encore
se décomposent facilement et redeviennent ainsi des
corps simples ou des produits nuisibles. Quelques-
uns des parfums composés de la maison Violet ont
grandi sa réputation ; nos efforts et nos études
tendent surtout à faire progresser cette partie de
notre art; nous croyons avoir découvert des ressources
inconnues jusqu'ici. Nos lentes expériences cherchen
à en faire une application nouvelle.

Les bois de santal, certaines résines brûlent dans les cassolettes et répandent dans les appartements leurs fumigations embaumées. Ces parfums sont formés par d'habiles mélanges d'aromates triturés ensemble. Dans nos climats, on les enferme plus souvent dans des sachets d'où leurs aromes se dégagent lentement sans qu'on ait recours à la combustion.

Pour le linge, le papier, les lettres, quelques senteurs spéciales ont le double résultat de flatter notre délicatesse et de préserver les substances qu'elles imprègnent de toute insulte du ver.

Les poudres à la Maréchale ou à poudrer donnaient autrefois à cette dernière forme des cosmétiques une importance que l'usage si répandu de la poudre de riz semble lui rendre. La poudre de riz doit être employée pure de tout autre mélange que celui du parfum qui lui communique sa senteur. Si l'iris s'y ajoute, cette addition ne doit être faite qu'avec infiniment de prudence.

Quelques autres parfums et cosmétiques affectent des formes particulières, comme les pastilles qui ôtent à la bouche du fumeur toute trace désagréable de son habitude. Nous ne pouvons mentionner toutes ces manipulations, d'ailleurs secondaires et d'une application restreinte.

CHAPITRE V.

ACTION PHYSIOLOGIQUE ET HYGIÉNIQUE DES PARFUMS ET DES COSMÉTIQUES SUR L'ORGANISME.

> Il est incontestable que certains parfums ont une action directe sur l'organisme et peuvent ainsi servir à la conservation de la beauté.
>
> ROSTAN, *Dict. de méd.*

Les parfums et les cosmétiques ont deux actions distinctes sur l'organisme. En agissant directement sur le sens olfactif, ils produisent l'éternument, les larmes, la joie, la tristesse, la gaieté, la taciturnité, l'insomnie, le sommeil, les malaises nerveux ou un bien-être général et indicible, suivant les circonstances dans lesquelles on les respire, et la sympathie caractéristique que nous ressentons pour eux.

Mis en contact, sous forme de liniments, d'ablutions ou d'émanations atmosphériques, avec l'appareil dermique, ils exercent sur lui une action nutritive et hygiénique; c'est sur cette action, reconnue par tous les physiologistes, que se base le cosmétique, et sur laquelle se fonde l'art de conserver la beauté.

La peau n'est pas seulement une éclatante enveloppe qui revêt la périphérie du corps et lui donne
ce galbe arrondi, ces lignes harmonieuses que la sta-
tuaire aime à caresser de son ciseau ; la nature y a
adapté les phénomènes et les fonctions les plus nécessaires à la délicatesse de nos perceptions, à l'entretien de notre santé. Une couche de nacre transparente
protége, sans la détruire, l'exquise sensibililité des
papilles nerveuses qui viennent s'épanouir à sa surface, adoucit et nuance l'incarnat qui court sous
l'épiderme dans d'imperceptibles réseaux. D'innombrables vaisseaux capillaires, noueux, doués d'une
sensibilité et d'une contractilité parfaites, viennent
s'ouvrir au fond de ses pores, les uns pour y pomper
les substances qui se présentent à leur orifice et les
transporter avec le flot circulatoire dans toutes les
profondeurs de l'organisme, les autres pour, au contraire, rejeter au dehors, par une exhalaison lente ou
rapide, tous les principes morbides dont ils ont su se
charg r dans leurs longs trajets à travers les organes.
Dans l'épaisseur du derme s'établissent une foule d'appareils sécréteurs qui fournissent à la peau la matière
colorante, nourrissent les cheveux et donnent nais-
sance aux ongles. Au-dessous, une couche épaisse de
tissu cellulaire soutient et tend la peau, voile et faci-
lite le jeu des articulations et des muscles, et donne
cet embonpoint plein de fraîcheur et de santé, un des
plus appétissants caractères de la beauté féminine.

Tant que nulle altération n'attaque l'appareil dermique, que ses fonctions s'accomplissent d'une manière normale, la santé circule rayonnante dans les
veines, le toucher reste une source inépuisable de
plaisir, la beauté s'embellit et se conserve. Si une
perturbation naturelle ou un accident quelconque
arrête ou altère ces fonctions, le teint perd son éclat,
la chevelure tombe ou blanchit, la peau se ride, se
durcit ou s'affaisse, la sensibilité diminue, la beauté
disparaît.

La cosmétique n'a pas d'autre but que de conserver
par des soins et des agents hygiéniques la santé de
l'appareil dermique et d'aider le jeu de ses fonctions.
Elle entretient l'énergie des appareils sécréteurs qui
fournissent à la peau l'éclat et le velouté de son teint,
aux cheveux leur nourriture et leur couleur ; elle aide
le pouvoir exhalant à débarrasser le corps de tous les
principes morbides ou grossiers qui nuisent à sa santé
et ternissent son enveloppe; et elle se sert du pouvoir
absorbant pour entretenir l'embonpoint du tissu cellulaire, réveiller la sensibilité des papilles nerveuses,
et introduire dans l'organisme des principes salutaires
qui activent sa vitalité.

La propreté est sa première prescription et son plus
grand soin. L'entretien de la santé et la conservation
de la beauté y sont si étroitement liés qu'on ne saurait
y apporter trop d'attention. Que nos lecteurs nous
pardonnent cette recommandation : nous savons com-

bien elle leur est personnellement inutile; mais nous ne pouvions nous dispenser de la poser comme principe. Les moyens les plus efficaces de l'entretenir ont d'ailleurs fait naître l'usage des lotions, des ablutions, des bains, des étuves, des parfums. Nous ne saurions les décrire sans traiter de la cause qui les a fait naître.

Les bains agissent de la manière la plus générale et la plus salutaire sur l'appareil dermique. L'usage en remonte à la plus haute antiquité ; on le retrouve chez tous les peuples et le plus souvent comme prescription religieuse. La Grèce et Rome eurent des bains auprès de tous leurs cirques ; en sortant de l'arène, les athlètes et les jeunes guerriers allaient y purifier leur corps. Rome impériale compta six cent quarante-cinq bains publics où l'architecture, la peinture et la sculpture prodiguaient le granit, le marbre, le stuc et le bronze.

Les Orientaux ont hérité de ce goût; plusieurs bains publics, qui servent encore à Constantinople, datent du Bas-Empire. Le sultan et chacune de ses cadines, ou sultanes favorites, ont leur bain particulier. Un bain commun est chauffé nuit et jour pour l'usage des autres habitantes du harem. On a trop souvent décrit les bains orientaux et les raffinements voluptueux qu'a su y introduire un sensualisme exagéré, pour que nous répétions ici ce qu'on en dit partout. Nos bains diffèrent, d'ailleurs, tellement des pratiques orientales, que ce sujet est presque étranger à notre

étude. Cependant, à nos immersions dans l'eau et parfois dans la vapeur, nous voudrions voir joindre plus
souvent deux usages orientaux dont les effets sur l'organisme sont merveilleusement salutaires : le massage
et les onctions parfumées.

L'eau seule ne suffit pas en effet pour enlever
toutes les exhalaisons que l'appareil dermoïde accumule à la surface du corps ou que des causes extérieures y déposent. Ces matières doivent parfois en
être détachées par une action presque mécanique et
décomposées par certains agents; puis l'eau pure, n'imprégnant la peau que d'humidité et non de principes
toniques, produit les rides, la gerce et la durcit. Il
suffit, pour s'en convaincre, d'examiner les personnes
qui touchent habituellement l'eau. Il faut donc suppléer à la fois à cette insuffisance de l'eau pure et remédier à son action lentement funeste en introduisant
dans le bain les éléments qui lui manquent. C'est le
rôle qu'y remplissent les parfums et les cosmétiques.

Les Taïtiennes, qui se plongent plusieurs heures par
jour dans les eaux tièdes et transparentes de leur nouvelle Cythère, ont grand soin, pour combattre son action, de s'oindre au sortir du bain de baumes odorants;
les Hindoues ont le même usage au sortir du Gange.
Avant de se livrer au combat, les lutteurs et les athlètes
de l'antiquité se frottaient le corps et surtout les membres et les articulations avec des huiles parfumées. On

ne tarda pas à s'apercevoir que les personnes soumises à ces sortes d'onctions étaient plus fortes et plus robustes que les autres, et faisant, à l'exercice auquel elles se livraient, la part qui lui était due, on ne balança pas à attribuer à ces onctions des propriétés très-avantageuses à l'entretien de la santé, l'usage des frictions parfumées se répandit. Hippocrate, Galien, Liébauld et les hommes de la science actuelle conseillent également cet usage.

Faites à un moment où le bain et les frictions viennent de débarrasser le corps de tous les principes qu'accumule à sa surface l'exhalaison dermique, et de raviver les fonctions absorbantes, ces onctions parfumées introduisent dans l'économie des aromes doués de propriétés toniques et nutritives, rendent la peau souple, les membres agiles, garantissent des impressions extérieures et régularisent la transpiration, dont elles annulent l'âcreté. Elles durent contribuer puissamment à entretenir la beauté antique.

Mettant à profit ces enseignements et l'étude des propriétés des substances, nous avons pu composer des parfums en rapport avec nos usages actuels, qui donnent au bain toute l'efficacité désirable, et remplacent les onctions d'huile des anciens, dont ne sauraient s'accommoder les habitudes modernes. Nos *laits d'amandes douces* donnent au bain des vertus adoucis-santes qu'on demanderait en vain aux substances mucilagineuses vulgairement employées, et lui procurent

presque toutes les qualités que les dames romaines re-
cherchaient dans les bains de lait naturel.

Des eaux de toilette, spécialement préparées,
en donnant à l'eau du bain le parfum le plus
suave, lui communiquent les propriétés les plus
salutaires aux tempéraments qui demandent l'emploi
tonifiant des alcools plutôt que celui des mucila-
gineux et des acides. La beauté blonde dont le
système dermoïde, si délicat, a toujours besoin d'une
certaine excitation, doit préférer les acidulés de
violette et les vinaigres à la fois rafraîchissants et
excitants dans la composition desquels nous avons fait
entrer des éléments tout à fait nouveaux. Le *bain aromatique fortifiant* remplace avec avantage les bains
naturels de fleurs ; les aromes qu'il disperse dans l'eau
sont plus riches, plus suaves, plus pénétrants. Les framboises donnent aux bains des vertus et des parfums
qui les ont toujours fait conseiller ; mais il n'est pas
toujours facile de se procurer ces fruits à un état de
conservation et de fraîcheur convenables, et la présence des nombreuses graines attachées à leur pulpe
peut avoir quelques inconvénients. Des sucs et du
parfum concentrés des framboises, nous avons composé une lotion, dont l'emploi agréable et facile forme
ces bains qui donnaient à la beauté de madame Tallien
la fraîcheur et la blancheur que ne parvinrent jamais
à ternir les fêtes et les plaisirs du Directoire.

L'usage des savons remplace, pour nous, les

onctions d'huile parfumée, et les lotions aux mousses de rose et d'ambre pratiquées par les beautés du harem. Les *savons de thridace* et de *la reine des abeilles*, et surtout la *crème froide mousseuse*, ne laissent dans les pores aucune trace d'exhalaison; ils rendent à la peau toute sa souplesse et l'imprègnent des senteurs les plus suaves.

Lorsqu'au sortir du bain, le linge fin et tiédi a bu les dernières perles qui tremblaient sur le derme nacré, il reste encore dans les pores une certaine humidité qu'il faut épuiser pour éviter les rides et les affaissements qu'elle pourrait produire. On y arrive à l'aide de poudres sèches, toniques, douces et parfumées qui, comme la *fleur du lys*, joignent à leurs propriétés hygrométriques l'avantage aussi précieux de donner du velouté à la peau et d'augmenter sa blancheur.

Le prix trop élevé des parfums empêchait jusqu'ici d'en faire pour les bains un usage convenable. Les plus riches regarderaient comme une prodigalité indigne de nos mœurs de remplir leurs baignoires d'essences qui coûtaient aux proconsuls romains le revenu d'une province. On se contentait d'aromatiser l'eau d'une faible quantité d'essences, dont quelques atomes perdus dans la masse liquide peuvent à peine toucher la peau. L'appareil pulvérisateur connu sous le nom d'*hydrofère*, dont l'Académie a fait un si grand éloge, permet enfin aux bains de parfums de deve-

nir un usage ordinaire, et d'entrer dans l'hygiène
journalière de la beauté. Un ou deux litres de parfums, concentrés au degré convenable, suffiront pour
remplir l'appareil d'une poussière humide, et faire
couler pendant une heure sur la surface du corps une
aussi grande quantité de liquide que s'il était plongé
dans une baignoire ordinaire pleine du même parfum.
L'hydrofère se trouvera bientôt chez tous les gens du
monde; son emploi est des plus faciles; il sera, pour
la conservation de la beauté, de l'effet le plus puissant.

Nous avons aussi touché à quelques-unes des impressions occasionnées par les odeurs sur le cerveau.
C'est là pour ainsi dire leur action morale; il semble
que ces aromes d'une immatérialité presque parfaite
se rapprochent de l'esprit et peuvent agir d'une manière plus directe sur notre âme et sur notre intelli-
gence. L'étude de ces impressions ne doit jamais
être négligée dans la composition et dans l'emploi des
parfums. Souvent l'impression funeste qu'ils semblent
produire est purement imaginaire, comme chez cette
dame qui prétendait être rendue malade par l'odeur
des roses, et qui s'évanouissait lorsqu'on lui présentait
une de ces fleurs artificielles ; mais leur action sur le
cerveau est réelle, il faut en tenir grand compte.

S'ils sont nuisibles lorsqu'ils saturent de leurs
aromes trop pénétrants une atmosphère enfermée, les
parfums ne le sont jamais quand ils nous entourent
suaves, légers et délicats. Les odeurs que prépare le

parfumeur ne sauraient avoir de funestes effets. Un bouquet de fleurs oublié dans une chambre peut produire de graves désordres, et même la mort ; mais ce n'est pas son parfum qui l'occasionnera, elle sera donnée par l'énorme quantité d'acide carbonique, de gaz délétères qu'il exhale, et qui, inaperçus en plein air, vicient rapidement l'atmosphère d'un appartement. Les accusations d'empoisonnements par les cosmétiques et les parfums furent nombreuses dans le dernier siècle. Voltaire les révoquait en doute, et ne croyait pas que l'odeur d'une cassolette, d'une bougie, pût donner la mort. La science a confirmé ce qu'avait deviné son rare bon sens. Un parfum, une cassolette, une bougie, ne peuvent empoisonner qu'autant que des éléments toxiques mêlent ou déguisent leurs émanations funestes sous des senteurs inoffensives par elles-mêmes.

Respirez donc les roses et les jasmins sur leur tige ou à l'ombre de leurs berceaux ; gardez-vous de parer vos boudoirs de muguets ou de tubéreuses ; n'y admettez qu'avec prudence la modeste violette elle-même. Les parfums préparés par l'art doivent y répandre seuls leurs suaves senteurs ; les flacons ou les sachets qui les renferment ne laissent que les principes de l'odeur, il n'y a production d'aucun gaz délétère, et par cela même aucun danger. C'est bien toujours le frais parfum des roses, mais des roses sans épines.

CHAPITRE VI.

LA CHEVELURE.

———————

> Disposez avec art votre chevelure; le
> plus ou le moins de soin y met toute la
> grâce; il est plus d'une manière de l'ar-
> ranger. Que chacun sache s'approprier
> celle qui lui sied le mieux, son miroir doit
> là-dessus lui servir de conseil.
>
> OVIDE, *Art d'aimer,* liv. III.

La conservation des cheveux a toujours passé comme chose aussi importante au point de vue de la santé qu'à celui de la beauté; la forme à leur donner, la plus légitime préoccupation de la coquetterie et de la mode.

La chevelure était pour les femmes juives, qui généralement l'avaient fort longue et fort belle, le principal attrait de leur personne et leur plus puissant moyen de séduction; les cheveux noirs étaient les plus estimés, et elles avaient le secret de donner cette couleur préférée aux cheveux blonds ou roux, très-communs chez les Hébreux. Pour punir les filles de Sion, Isaïe les menace, au nom de Dieu, de les rendre

5.

chauves, de leur enlever leurs coiffes de réseaux, leurs
bonnets élevés, leurs croissants d'or et leurs boîtes
de parfums.

« La coiffure des femmes, dit le *Dictionnaire des
Antiquités grecques et romaines*, était un édifice dont
l'ordre et la structure dépendaient tellement de leurs
caprices, que les auteurs ne nous ont point appris
tant de modes différentes. » Les Lacédémoniennes
laissaient leurs cheveux flotter librement sur leurs
épaules, ou les attachaient avec un simple ruban. Les
Athéniennes, au contraire, nouaient leur chevelure
tantôt avec de petites chaînes et des anneaux d'or,
tantôt avec des bandelettes blanches ou couleur de
pourpre, garnies de pierreries ; quelquefois elles en
faisaient un édifice à plusieurs étages qu'elles soute-
naient avec des aiguilles d'or et des poinçons garnis
de perles.

Les coiffures varièrent à Rome autant qu'à Athènes ;
les historiens nous conservent le nom de vingt modes
principales, et, un instant, hommes et femmes riva-
lisèrent d'ingénieuses recherches, pour hâter la croissance et varier la forme et la couleur de leurs cheveux. Une réaction amena, même pour les femmes,
la mode de la *Titus* qu'on a voulu faire revivre naguère ; mais à Rome comme en France, elle ne fut
jamais généralement acceptée, et les poëtes acca-
blèrent de railleries les femmes qui s'avisèrent de
couper leurs cheveux.

Les Romaines, pour obtenir des chevelures d'un blond plus éclatant que l'or, employaient des teintures, des pommades, dont les Germains avaient le secret, et poudraient leurs chevelures de poudres d'or et de cendres venues des Gaules. Cet usage d'ajouter aux reflets de la chevelure en la couvrant d'une poudre éclatante, qui sous la Régence et jusqu'à la révolution devait amener l'emploi exagéré et ridicule des poudres à la maréchale, et de l'amidon, se retrouve un peu chez tous les peuples. Le roi Salomon avait pour écuyers quatre cents jeunes gens appartenant aux premières familles juives qui, lorsqu'ils marchaient à la suite du roi, semaient leur longs cheveux de raclure d'or qui, scintillant au soleil, éblouissaient le regard. Les Perses et les Mèdes avaient la même habitude.

Aujourd'hui on ne se sert guère de poudre que pour les coiffures de fantaisie ; son emploi est cependant indispensable pour bien démêler, nettoyer et lisser les cheveux lorsque des maladies ou d'autres accidents les ont tenus longtemps mêlés, et nous en préparons spécialement pour cet usage.

La chevelure était une des beautés préférées des Gauloises ; elle est restée celle de la Parisienne.

Depuis Velleda qui laissait épancher au hasard sous sa couronne de verveine les flots de sa brune chevelure, jusqu'aux coiffures que Léonard étayait sur les têtes des dames de la cour de Marie-Antoinette, et à

celles plus harmonieuses qu'inventent les artistes de
nos jours, la mode n'a pas moins varié en France
qu'à Rome et en Grèce. Les soins à donner aux cheveux et leur conservation ont inspiré une foule infinie
de recettes, souvent menteuses, parfois nuisibles, que
les découvertes physiologiques et l'étude de la forma-
tion, de la croissance et de la conservation des cheveux, a fait enfin remplacer par des prescriptions hygiéniques plus rationnelles et plus efficaces.

Participant à la fois de la nature des tissus vivants
et des substances inertes, le cheveu forme un tube
doué de sensibilité, composé de substances animales,
végétales et minérales, dont les proportions influent
sur la longueur, la finesse et la couleur Il a pour origine une petite cavité située dans l'intérieur dela peau,
espèce de bulbe ou de follicule où se sécrète la matière
nourrissante et colorante. Lorsque par suite de la maladie, de la vieillesse ou accidentellement, ces sécrétions
s'arrêtent, les cheveux blanchissent ou tombent. S'il
est arraché à l'état de santé, il renaît bientôt de la
sécrétion qui se continue dans la même bulbe; si on
le coupe, il repousse plus vigoureux. C'est sur ces
données que la cosmétique établit aujourd'hui la
culture, si je puis ainsi m'exprimer, de la chevelure.

« La tête est le siége d'une transpiration abon-
dante, qui se coagule en petites écailles furfuracées;

— 85 —

il est important de détacher ces écailles au moyen du peigne, de la brosse, ou de lotions aqueuses; on favorise ainsi cette fonction, qui est d'une grande utilité, » dit Rostan. Suivant les prescriptions du savant hygiéniste que nous venons de citer, nous avons composé des lotions *végétales au quinquina*, et *aux roses*, qui en nettoyant la tête d'une manière complète, rendent aux sécrétions toute leur énergie, conservent la santé de la chevelure et préservent d'affreuses névralgies, qui souvent n'ont pas d'autre cause que l'obstruction des pores par les follicules!

Parfois la production de ces écailles furfuracées est amenée par une affection spéciale, qui augmente la sécrétion d'une manière anomale, et qu'il faut combattre, si l'on ne veut qu'elle entraîne bientôt la chute des cheveux. L'emploi de la POMMADE ANTIPELLICULAIRE est alors indispensable; on l'étend soir et matin à la racine des cheveux en s'abstenant pendant quelques jours de les peigner ou de les brosser trop fortement; on nettoie ensuite la tête, avec la *lotion végétale des roses*, et on reprend l'usage journalier des pommades ordinaires.

Abandonnés à eux-mêmes, ou simplement démêlés, les cheveux resteraient secs, cassants, s'atrophieraient bientôt, si on ne les imprégnait des substances qui les nourrissent et dont le pouvoir absorbant s'empare facilement.

Les pommades que nous désignons sous le nom de *baume des violettes d'Italie*, et *crèmes duchesses*, sont uniquement composées d'huiles vierges les plus pures et de quelques moelles d'une efficacité reconnue. Dans *la crème fondante de* s. m. l'impératrice, nous avons surtout tâché de réunir dans de justes proportions les substances animales, végétales et minérales qui forment les cheveux, de manière à leur fournir en abondance tous les principes nutritifs immédiatement assimilables dont ils ont besoin, et de suppléer ainsi à la lenteur ou à l'insuffisance des sécrétions de la bulbe.

La rosée de myrte, et le nard ou baume de Judée dont parlent Ovide et l'Écriture, ont été depuis longtemps reconnus comme les parfums les plus favorables à la chevelure, nous les employons dans nos pommades avec la violette et d'autres senteurs que la transpiration ne peut jamais ni dénaturer ni corrompre.

Les bandolines, qui jusqu'ici servaient à fixer les bandeaux, desséchaient les cheveux et les couvraient bientôt d'une poussière terne et nuisible. La crème sévigné, que nous avons composée pour le même usage, réunit tous les avantages d'une délicieuse pommade à ceux de la bandoline et n'a aucun des inconvénients de cette dernière.

Quelque soin qu'on en prenne la maladie atteint parfois la chevelure, elle blanchit ou tombe. Les com-

motions morales, l'âge, des affections particulières,
l'abus de certains remèdes, mille accidents, surtout
ceux auxquels la maternité assujettit la femme, dénu-
dent la tête et peuvent blanchir les cheveux en quelques heures. La plupart de ces maladies peuvent être
guéries. Les ouvrages de médecine sont pleins de faits
qui prouvent que les cheveux peuvent repousser sur
des têtes complètement nues; si l'on doute encore de
cette possibilité, c'est à cause des promesses mensongères faites au nom de remèdes prétendus héroïques
et cependant sans effet. On peut ranimer l'énergie des
bulbes nutritives, lorsqu'une paralysie complète n'a pas
détruit leur pouvoir sécréteur, et même, dans ce dernier
cas, ramener parfois la vie dans le tissu capillaire. Une
femme de soixante ans, citée par le dictionnaire de
médecine, s'étant blessée à une partie de la tête nue
depuis longues années, les cheveux repoussèrent
noirs et abondants autour de la cicatrice, tandis que
les autres restèrent blancs. En agissant sur le tissu
dermique, en fournissant abondamment aux bulbes
dont elle réveille l'énergie la nourriture des cheveux
qu'elle sécrète, LA POMMADE RÉGÉNÉRATRICE, composée
de sucs de bourgeons dont l'efficacité a été médica-
lement prouvée, peut aider à la régénération de la
chevelure, et son emploi n'offre aucun inconvénient.

Lorsque, ce qui peut arriver à tous les âges, la sécrétion de la matière colorante s'arrête, les cheveux

blanchissent. Pour les rendre à leur couleur naturelle, on n'avait jusqu'ici employé que des teintures métalliques ou minérales, souvent nuisibles, toujours peu solides, d'un ton cru et opaque. Les travaux des physiologistes prouvaient que l'art pouvait découvrir une substance qui, en agissant seulement dans l'intérieur du tube, y ramènerait la matière colorante. Les Asiatiques, si habiles dans les manipulations empiriques, possédaient depuis des siècles cette découverte; elle nous a été rapportée du Japon par un habile praticien, savant observateur qui, après s'être assuré par l'analyse et l'expérience de la composition et de l'efficacité bienfaisante de l'Eau rédivive de Nangasaki, nous en a cédé le privilége. Cette composition ravive les cheveux, leur rend leur couleur naturelle en leur fournissant les éléments auxquels ils l'empruntaient, et leur laisse toute leur élasticité et leur transparence.

L'histoire de la barbe ne serait pas moins longue à faire que celle de la chevelure et offrirait autant d'intérêt. La religion, la mode, la politique, l'étiquette ont tour à tour influencé sur sa forme. Comme toutes les choses qui dépendent du caprice de l'homme, elle a subi de nombreuses vicissitudes; presque toujours florissante chez les Grecs, elle fut généralement plus en vogue dans l'antiquité que les mentons ras. Nous renverrons les lecteurs, curieux de son histoire, dom Frangé qui, — en sa qualité de capucin, — y tenait énormément; il a groupé tous les renseignements qu'on peut désirer sur ce point.

Comme hygiène, les avantages d'un menton rasé et ceux d'un menton barbu se balancent, pourvu qu'on prenne des deux des soins convenables.

Se raser est souvent une opération pénible et même dangereuse, si le fil du rasoir ne glisse pas sur le derme sans entamer la moindre papille, et en tranchant rapidement et nettement tous les brins de barbe.

La CRÈME ROYALE DE THRIDACE adoucit la barbe, fait glisser le rasoir et fortifie la peau, à laquelle quelques lotions d'eau parfumée de ROSÉE DES ABEILLES rendent toute sa fraîcheur. L'emploi de la POUDRE DE RIZ, pour enlever les dernières traces d'humidité, est indispensable.

Lorsqu'une longue et opulente barbe pare le menton, son lustre doit être maintenu, et sous le nom de DIAMANTINE LUSTRALE, nous avons composé pour elle une préparation spéciale. Les COSMÉTIQUES FIXATEURS blancs et colorants, la POMMADE HONGROISE sont plus spécialement destinés aux longues moustaches; une COMPOSITION ALGÉRIENNE, dont nous avons seul le privilége, donne à la barbe la nuance brillante et uniforme qui convient. Des ablutions parfumées sont d'ailleurs pour elle la meilleure et la plus agréable des cultures.

CHAPITRE VII.

LE TEINT.

La beauté la plus régulière ne saurait me séduire, si la fraîcheur, la pureté, l'éclat du teint ne l'animent d'un rayonnement de jeunesse et de santé.

LE CAMUS.

Le teint est comme le rayon du soleil printanier qui anime la nature ; le plus léger nuage, le moindre orage, qu'il vienne du corps ou de l'âme, l'obscurcit et le trouble ; la beauté perd alors son charme le plus irrésistible.

Aussi varié dans ses nuances que les caractères et les tempéraments, le teint doit toujours être *mêlé de roses et de lis*, — suivant la poétique expression si souvent répétée parce qu'elle est aussi vraie que gracieuse ; — les froides ombres d'une pâleur trop grande révèlent toujours des peines secrètes, une faible santé, la fatigue des excès ou la privation absolue ; des couleurs trop vives, lorsqu'elles ne sont pas les symptômes momentanés de la fièvre ou d'émotions trop grandes, révèlent souvent des organisations peu déli-

cates. Une santé parfaite et un embonpoint convenable sont indispensables pour qu'un pur coloris
circule sous une peau blanche, fine, douce et fraîche ;
lorsque le trouble et les perturbations se glissent dans
les fonctions organiques , c'est à une sage hygiène et
au médecin à y ramener de l'harmonie.

En traitant des effets généraux des cosmétiques sur
l'organisme et des bains, nous avons fait connaître
les principaux moyens de conserver au teint sa fraîcheur. La plus sévère propreté est indispensable.
Lorsque des ablutions d'eau parfumée avec la *rosée
des abeilles*, — lotion bienfaisante, qui n'admet dans
sa composition que des substances toniques , et n'a
aucune des propriétés siccatives que l'on reproche à
l'eau de Cologne — ont débarrassé la peau de toute
trace laissée par des substances étrangères, quelques
lotions avec *l'eau de beauté* de S. M. l'Impératrice,
qui contient tous les principes bienfaisants du *cold-
cream*, possède des qualités plus précieuses, déposent
sur la peau un duvet neigeux qui relève le teint et
préserve les plus délicats des légères altérations
qui souvent l'atteignent sans causes apparentes.

Le secret de la crème Pompadour a été, nous l'avons
dit, transmis à la maison Violet par Manon Foissy.
Tous les soirs et tous les matins la célèbre favorite
s'en frottait, en l'étendant avec un linge très-fin, le
visage, la poitrine, les bras et les mains, et laissait,
avant de l'enlever, son action tonifiante se produire

sur l'appareil dermique. La fraîcheur de son teint et l'éclatante blancheur de sa peau purent ainsi résister aux causes d'altération les plus funestes et les plus puissantes, à celle qui répand sur les traits la teinte la plus terne et la plus caractéristique. L'expérience de près d'un siècle n'a fait que confirmer les merveilleux résultats obtenus par madame de Pompadour; malgré nos progrès et nos découvertes, la *crème Pompadour* reste encore pour le teint le meilleur des cosmétiques.

Le linge n'enlève jamais d'une manière complète l'humidité déposée dans les pores par les lotions; la poudre de riz doit s'en emparer. Préparé spécialement pour l'Impératrice, notre poudre de riz rosée contient des parfums toniques et rafraîchissants, son usage préserve la peau de toute irritation.

Les laits de *concombre*, les *eaux de la reine de Hongrie*, les *eaux de lavande et de Cologne* peuvent servir de remèdes à quelques conformations spéciales; on ne saurait leur accorder la même efficacité qu'aux préparations que nous venons d'indiquer.

Le teint est sujet à certaines affections spéciales, qui ont leur source dans l'appareil sécréteur de la matière colorante; parfois des taches s'étendent sous l'épiderme, ternissent son nacre, le sèment de points jaunâtres, et un masque semble vouloir couvrir la figure; cette affection a reçu le nom d'éphélide. D'autres fois des rougeurs, des boutons, des efflorescences altèrent la peau et ternissent sa pureté et son éclat. La maison Violet possède une LOTION ANTÉPHÉLIDÉINE qui agit sur les appareils sécréteurs des fonctions dermiques, neutralise l'influence des saisons et empêche toute altération du teint ou du tissu dermal.

Quelques soins qu'on prenne, certain état de santé des époques de la vie, des chagrins, des peines, des souffrances passagères ou constantes amènent des altérations du teint qu'on veut cacher aux yeux indiscrets d'un monde devant lequel on est condamné à paraître : « Un peu de rouge, dit Winckelmann, est à la beauté mélancolique ce que le sourire est aux lèvres d'une mère souffrante qui veut voiler ses peines à ses enfants ou les dérober aux yeux de la stupide indifférence. »

Pour ces altérations de la beauté la cosmétique a des secrets bien innocents de la plupart des méfaits qu'on leur prête. Eloignant scrupuleusement de leur préparation toute substance nuisible, nous les avons réunis dans un mystérieux coffret, appelé boîte de Jouvence, qui renferme tous les talismans à l'aide desquels l'art, conseillé par le miroir, imite la nature.

CHAPITRE VIII.

LES MAINS.

> La main atteste la noblesse et la su-
> périorité de l'homme ; elle est à son
> tour, l'interprète et l'organe de ses
> facultés.
>
> LAVATER.

Signe de race et organe du tact, les mains méritent peut-être plus de soins qu'aucune autre partie du corps. Elles doivent conserver l'exquise sensibilité répandue dans le réseau nerveux qui s'épanouit sous leur derme ; rester douces, blanches, fermes et potelées. Un ongle rose, solidement incrusté dans la peau, proportionné aux doigts, les termine, poli comme une pierre précieuse chez les natures délicates, taché et anguleux chez les gens peu soigneux. Quoique d'un tissu plus serré que celle du reste du corps, la peau des mains est sujette à de grandes dilatations : le froid la durcit et la gerce, le vent la dessèche, le soleil la brunit, l'eau la ride et la corrode ; le contact des corps rudes détruit la sensibilité des houppes nerveuses. Toujours en rapport avec les objets extérieurs, elles ont besoin de soins constants, d'ablutions souvent renouvelées.

L'usage des savons est surtout utile pour les mains:
nous avons dit quelles qualités ils devaient avoir;
tous ceux qui sont corrosifs sont funestes, la main ne
demande que des adoucissants ; on doit lui épargner
le plus possible les ablutions alcooliques. *La crème
froide mousseuse*, composée par parties de cold-cream
et de savon, réunit toutes les qualités désirables ;
son emploi peut dispenser de faire usage des pâtes
adoucissantes ordinairement en usage. Pour les personnes qui en auraient cependant l'habitude, la maison
Violet prépare la *Veloutine des abeilles* (pâte rafraî-
chissante) qui a pour base le miel et la guimauve.

Les gants de peau sont imposés non-seulement par
les habitudes élégantes, mais par l'hygiène ; ils sont
indispensables pour conserver à la main sa beauté et
sa sensibilité. Les gants gras, enduits à l'intérieur
d'une préparation adoucissante et tonique, furent inventés sous Henri III et ont servi depuis ce roi à conserver aux mains aristocratiques leur douceur et leur
mate blancheur.

La fantaisie guide parfois la taille des ongles; il faut
toujours les couper d'une manière régulière et arron-
die. Trop pointus ou carrés ils se déforment. On doit
surtout leur éviter le contact du fer, il est très-nuisible
de les racler avec un stylet; pour les polir, il faut
prendre une poudre, qui, comme la *poudre orientale,*
ait pour base le henné, et les frotter avec un polissoir
spécial.

CHAPITRE IX.

———————

> Rien n'est au corps qui l'embellisse
> davantage et qui stimule plus à l'aimer
> , que les yeux.
>
> S. Liébault.

Rapides interprètes des sentiments et des passions, les yeux empruntent à l'âme leur beauté expressive; la cosmétique peut cependant augmenter leur éclat, ou les charger de vapeurs langoureuses et profondes, que l'Orient aime à trouver dans le regard de ses odalisques. L'antimoine et le bismuth leur servent à agrandir et à régulariser leur ovale, le kohheuill donne de l'éclat et une fascination plus puissante à leur regard.

La cosmétique moderne a perfectionné ces compositions de l'Orient, dont nous possédons les secrets. L'antimoine, dont l'effet irritant pouvait dans nos climats être parfois funeste, a été remplacé par une substance plus salutaire. Il n'entre même plus dans les préparations destinées à teindre les sourcils d'après leur nuance naturelle.

Les soins à donner aux yeux sont surtout des soins hygiéniques qui échappent aux attributions de la parfumerie ; nous croyons cependant devoir mentionner parmi les nombreuses prescriptions que renferment les formules, l'eau de plantain et de roses comme le meilleur, le plus simple et le plus commode de tous les collyres qu'on puisse employer, lorsqu'une maladie réelle ne frappe pas l'œil.

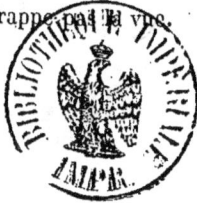

CHAPITRE X.

LA BOUCHE.

> Une bouche délicate et pure est peut-
> être une des plus précieuses recomman-
> dations. La beauté du portique annonce
> la dignité de celui qui doit y passer;
> ici c'est la voix de la vérité, de l'amour,
> de l'amitié, des plus nobles comme des
> plus tendres sentiments.
>
> HERDER.

De tous les organes dont l'ensemble harmonieux
constitue la beauté, la bouche est peut-être celui qui
est soumis à plus d'altérations et dont l'entretien
demande le plus de soin. Siége du goût, elle renferme un grand nombre d'appareils sécréteurs de
sucs nécessaires à la digestion, et susceptibles d'altérations nombreuses. Les dents qui l'embellissent,
comme une rangée de perles incrustées dans le corail,
peuvent être brisées, ternies par les accidents. L'haleine, parfum suave, lorsqu'il s'exhale de lèvres
adultes, se charge avec l'âge des émanations des pou-
mons et de l'estomac, et éloigne le baiser des lèvres
qui l'appellent, si des soins de propreté et les res-

sources de la cosmétique ne lui ont conservé sa pureté
première.

Deux préparations sont indispensables pour les
soins de la bouche, un élixir qui aidant par des lavages
à sa propreté raffermisse les gencives, agisse comme
tonique sur les muqueuses, déterge les glandes sali-
vaires et purifie l'haleine ; une poudre qui enlève et
neutralise les effets des concrétions tartriques sur les
dents, les préserve de la carie et conserve à l'émail
tout son éclat et toute sa blancheur.

Nous avons composé notre élixir des aromates les
plus vantés par la médecine en lui donnant un parfum agréable. Quelques gouttes dans un demi-verre
d'eau suffisent pour les ablutions buccales.

Une brosse peu forte est nécessaire pour aider l'action de la poudre dentifrice à laquelle nous avons
donné la magnésie pour base, seul élément minéral
dont les propriétés bienfaisantes aient été unanime-
ment reconnues. Les poudres purement végétales ont
un inconvénient énorme dont on peut se rendre facilement compte, en les regardant au microscope ,
quelque soin qu'on ait pris de les triturer, de les pul-
vériser ; elles paraissent alors comme des dards ou
des flèches acérées, et toutes ces petites pointes se
logeant entre les dents et les gencives produisent chez
elles une inflammation, qui amène le déchaussement
des dents et parfois des affections plus graves.

Le pyrèthre sagement employé donne ses qualités
à notre poudre et à nos opiats dentifrices.

L'habitude aujourd'hui générale de la pipe et du
cigare imprègne la bouche d'une odeur peu agréable
qu'on fait facilement disparaître en mâchant quelques-
unes de nos pastilles au cachou spécialement préparées pour les fumeurs. Des extraits de menthe, et surtout des larmes de l'aurore, formés du mastic qu'ai-
maient à mâcher les prêtresses de Vénus, et que les
jeunes filles de Chio, couronnées de fleurs, récoltent
encore pour les beautés de l'Orient, rendent à l'haleine la fraîcheur et le suave parfum que le travail
digestif, la fatigue ou le sommeil lui font toujours un
peu perdre.

Dans le rapide exposé que nous venons de faire des soins à donner à la beauté, bien des détails importants, d'enseignements précieux, ont dû être omis; le boudoir et le cabinet de toilette d'une femme sont de mystérieux sanctuaires dont on ne doit écarter les rideaux qu'avec la plus respectueuse convenance et la plus pudique délicatesse. Nos aimables lectrices nous sauront gré, nous en sommes sûrs, de notre retenue, et leur intelligente perspicacité saura suppléer à l'insuffisance discrète de nos enseignements. Nous n'avons pas voulu d'ailleurs écrire un livre de science pure, où chaque partie de sujet peut être approfondie avec toute la sévérité du langage technique, et nous avons laissé au médecin de la famille, plus autorisé que nous, le soin d'indiquer les ressources que fournit la cosmétique pour ramener les organes lésés ou fatigués à leur état normal, et de prescrire le régime et les spécifiques convenables pour rétablir l'harmonie troublée dans les fonctions vitales et rendre la santé, sans laquelle la beauté est impossible.

L'impression voluptueuse qui résulte d'une odeur agréable, fournit à l'homme de bien douces jouissances, et lui rappelle de tendres souvenirs. J.-J. Rousseau et Zimmermann ont dit, avec raison, que l'odorat était le sens de l'imagination. L'espèce de ravissement que font éprouver les odeurs suaves porte sur l'entendement une influence profonde.

6.

Lorsque les premiers rayons du soleil dissipent la rosée en vapeurs légères, un air printanier semble faire couler dans les veines une vie plus généreuse; les émanations des fleurs portent au cerveau les plus douces sensations. Au sein de cette atmosphère embaumée, les idées sont plus riantes, elles brillent de plus d'éclat; une douce mélancolie s'empare de l'âme, nous tombons dans une contemplation ravissante. C'est là le bonheur, si le bonheur est sur la terre !

Ce sont ces délicieuses impressions fugitives dans la nature, comme les parfums qui les donnent, que notre art veut faire revivre et rendre durables, en combinant avec les substances auxquelles elles adhèrent avec le plus d'affinité, les aromes les plus subtils et les plus suaves.

Il nous resterait donc, pour compléter notre étude sur l'art du parfumeur, de traiter des odeurs; mais il nous faudrait alors entrer dans le détail de procédés d'extraction et de manipulation fatigants pour le lecteur. Ce que nous en avons dit dans nos aperçus généraux suffit d'ailleurs pour faire comprendre l'importance et le soin que nous donnons à cette partie de notre fabrication, et les effets que produisent les senteurs sur l'organisme.

FIN.

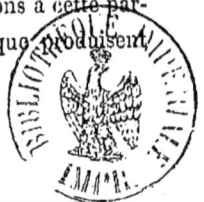

PARIS. — IMPRIMERIE WALDER, RUE BONAPARTE, 41.

TABLE

—

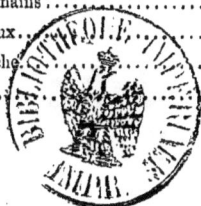

www.ingramcontent.com/pod-product-compliance
Lightning Source LLC
Chambersburg PA
CBHW052039270326
41931CB00012B/2555